Ulrich Ahrens

Diagnosis Related Groups

Ulrich Ahrens

Auswirkungen der Einführung von Diagnosis Related Groups in Deutschland

Theorie und Forschung, Bd.840
Gesundheitswissenschaften, Bd.1

S. Roderer Verlag, Regensburg 2005

Bibliografische Information Der Deutschen Bibliothek
Die Deutsche Bibliothek verzeichnet diese Publikation in der Deutschen Nationalbibliografie; detaillierte bibliografische Daten sind im Internet über http.//dnb.ddb.de abrufbar.

ISBN 3-89783-518-5

Die vorliegende Arbeit wurde 2004 als Dissertation der Medizinischen Fakultät Carl Gustav Carus der Technischen Universität Dresden angenommen.

2005, Roderer Verlag; Regensburg

Für meine Eltern Annedore und Gunnar Ahrens

INHALTSVERZEICHNIS

1 EINLEITUNG

„Es ist Zeit für strukturelle und qualitative Verbesserungen im Gesundheitssystem“ (Salfeld und Wettke 2000) - mit diesem Anspruch ist die GKV-Gesundheitsreform 2000[1] angetreten. Ein wichtiger Baustein dieser Reform besteht darin, die Spitzenverbände der Gesetzlichen Krankenversicherung, den Verband der Privaten Krankenversicherung e.V. und die Deutsche Krankenhausgesellschaft e.V.[2] zur Entwicklung und Umsetzung eines neuen, flächendeckenden Systems für die Vergütung allgemeiner Krankenhausleistungen zu verpflichten. Maßgeblich ist der im Rahmen dieser Reform neu eingefügte § 17b Krankenhausfinanzierungsgesetz (KHG), der verlangt, dass ein „durchgängiges, leistungsorientiertes und pauschalierendes Vergütungssystem“ einzuführen ist, „das sich an einem international bereits eingesetzten Vergütungssystem auf der Grundlage der Diagnosis Related Groups (DRGs) orientiert“ (s. Abbildung 1).

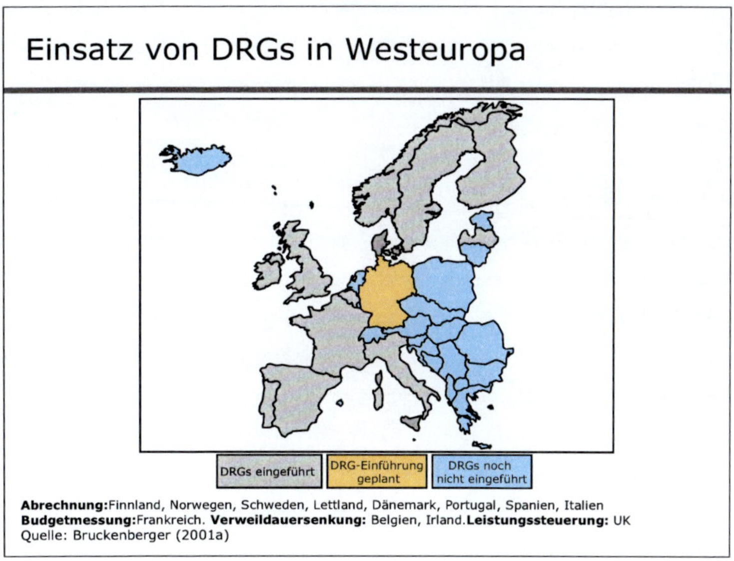

Abbildung 1: Einsatz von DRGs in Westeuropa

[1] Gesetz zur Reform der gesetzlichen Krankenversicherung ab dem Jahr 2000 vom 22.12.1999.

[2] Die Spitzenverbände der GKV, der Verband der privaten Krankenversicherung und die Deutsche Krankenhausgesellschaft werden im allgemeinen als (gemeinsame) Selbstverwaltung bezeichnet.

Hinsichtlich des anzuwendenden Systems ist die Entscheidung für das australische AR-DRG-System gefallen, dessen Version 4.1 als Ausgangsbasis für das deutsche System dienen soll. Dieses System enthält zur Unterteilung von Diagnosen 400 Basisfallgruppen, die weiter in 5 Schweregrade untergliedert werden (Roeder et al. 2001). Von den sich hieraus theoretisch ergebenen 2000 DRGs sollen in Deutschland zunächst nur 664 zur Anwendung kommen.

Hierzulande werden die hohen Krankenhausausgaben vor allem mit mangelnden Anreizen zur Effizienzsteigerung aufgrund der starren nicht leistungsbezogenen Budgetierung begründet. Bislang bestimmten gegenläufige Anreize das Handeln in deutschen Krankenhäusern und trugen damit zu einer ineffizienten Nutzung von Ressourcen bei. Auf der einen Seite sollten die Verweildauern verkürzt, auf der anderen Seite musste die Auslastung sichergestellt werden. Außerdem bestand beim bisherigen Finanzierungssystem der Anreiz, die Patienten möglichst lange im Krankenhaus zu behalten, da jeder zusätzliche Tag eine Vergütung nach sich zog. Ferner gab es in den Pflegesatzverhandlungen und in der Krankenhausplanung durchaus Anreize zur defensiven Aufrechterhaltung höherer Verweildauerwerte, denn eine Verweildauerkürzung alleine führte nicht zu einer proportionalen Kostensenkung in den Kliniken.

Von der Einführung der pauschalen Vergütung verspricht sich der Gesetzgeber demnach vorrangig eine weitreichende Verbesserung der Transparenz und eine Abkehr vom unwirtschaftlichen Vergütungssystem der Krankenhäuser, das seit 1972 trotz aller Kostendämpfungsdiskussionen zu einer massiven Ausweitung der Ausgaben für die Krankenhausbehandlung von durchschnittlich 7,0% pro Jahr geführt hat (Bruckenberger 2001a und Statistisches Bundesamt 2003).

Die Einführung von DRGs als Preismodell für normierte Leistungsumfänge, also Fallpauschalen, wird nach Meinung aller Experten spürbare Änderungen für Krankenhäuser und Krankenkassen mit sich bringen. Ob es zu einer „kopernikanischen Wende“ (Clade 2000a) in der Leistungsabrechnung und in der preislichen Dynamik des Entgeltsystems kommen wird oder ob „die Ablösung der Philosophie der Daseinsfürsorge“ durch die Ideologie des „freien Marktes“ (Bruckenberger 2002) bevorsteht, bleibt zu prüfen und wird thematisch in den nächsten Kapiteln behandelt.

2 FRAGESTELLUNG

Diese Arbeit befasst sich mit der Thematik, welche Auswirkungen die Reform in den nächsten Jahren bei den Krankenhäusern und Krankenkassen in Deutschland hervorruft. Vor allem in bezug auf die Kostenposition der Akteure ist mit einer Umverteilungsdynamik zu rechnen, da ein Budget von rund 50 Mrd. € innerhalb der Krankenhaus- und Krankenkassenlandschaft neu aufgeteilt wird. Die empirischen Erfahrungen aus anderen Ländern zeigen auf, dass die zu erwartenden Effekte u. a. in der Verweildauersenkung, der Erhöhung der Fallzahlen, der Änderung des Kodierverhaltens und der Leistungsintensität (Ressourceneinsatz) liegen könnten und sich demzufolge auch in Kostendaten widerspiegeln (u. a. Rand 1992, Draper 1990, Giammanco 1999, Hsia 1992, Kahn 1990a und 1990b). Die Fragen, die im Rahmen dieser Arbeit geklärt werden sollen, lauten daher:

- Welche Veränderungen der Strukturparameter wie Kosten, Verweildauern, Fallzahlen und Rehospitalisierungsquoten können mittels statistischer Analysen bereits in der Frühphase der DRG-Einführung gemessen werden?
- Wie sind die empirisch ermittelten Veränderungen vor dem Hintergrund der theoretischen Voraussagen zur Anreizsystematik des Vergütungssystems zu bewerten?
- Welche Gemeinsamkeiten und Unterschiede können zwischen den eigenen Ergebnissen und Literaturdaten aus anderen DRG-Anwenderländern festgestellt werden?
- Welche potenziellen Trends und Auswirkungen können aus der Analyse und dem Vergleich zwischen Theorie und Empirie identifiziert werden?
- Welche Handlungsoptionen können für die Akteure im Gesundheitswesen abgeleitet werden?

3 AUSGANGSSITUATION

In diesem Abschnitt sollen zunächst die wichtigsten Strukturparameter des stationären Sektors vorgestellt werden, bevor eine Beschreibung des alten Vergütungssystems folgt. Diese Bestandsaufnahme der Rahmenbedingungen in deutschen Krankenhäusern Teil leitet dann in die grundlegende DRG-Methodik sowie die Ausgestaltung des australischen und des deutschen DRG-Systems über.

3.1 Überblick des deutschen Krankenhaussektors

Die Aufgaben der Krankenhäuser ergeben sich im wesentlichen aus dem Krankenhausfinanzierungsgesetz[3] (KHG), der Bundespflegesatzverordnung (BPflV) sowie dem Fünften Buch des Sozialgesetzbuches (SGB V) und den Krankenhausgesetzen der Bundesländer. Dabei steht die bedarfsgerechte Versorgung der Bevölkerung im Mittelpunkt. Eine weitere Zielgröße ist die Beitragssatzstabilität (Beske et al. 1995).

3.1.1 Eckdaten der Trägerschaft

Die sozioökonomische Position der in Krankenhäusern tätigen Wirtschaftssubjekte und folglich auch das Verhalten der relevanten Entscheidungsträger wird nicht zuletzt von der wirtschaftlichen Zielsetzung des Krankenhauses determiniert. Diese wiederum steht in engem Zusammenhang mit der Trägerschaft.[4] Hierbei wird zwischen öffentlichen, freigemeinnützigen und privaten Krankenhausträgern unterschieden.[5] Träger öffentlicher Krankenhäuser sind Länder, Kreise, Gemeinden, Zweckverbände oder sonstige Körperschaften, Stiftungen und Anstalten des öffentlichen Rechts. Hintergrund der Bereitstellung von öffentlichen Krankenhäusern ist das im Grundgesetz verankerte Sozialstaatsprinzip und die daraus resultierende Verpflichtung des Staates, ein funktionierendes Krankenhauswesen im Sinne einer bedarfsgerechten Versorgung der Bevölkerung mit Krankenhausleistungen zu garantieren. Leitmotiv ist die Deckung eines kollektiven Bedarfs nach Krankenhausleistungen und nicht die Erzielung von Gewinnen. Die wirtschaftliche Zielsetzung öffentlicher Krankenhäuser beschränkt sich daher auf eine Deckung der Betriebskosten (Mages 1995).

Freigemeinnützige Krankenhäuser sind Einrichtungen, deren Träger freie Wohlfahrtsverbände wie Kirchengemeinden, religiöse Orden oder Hilfsorganisationen sind. Die zentralen Normen für die juristische Definition freigemeinnütziger Häuser sind die Bestimmungen der Abgabenordnung, die den Anspruch gemeinnütziger Institutionen auf Steuervergünstigungen regeln. Das Gebot der „Selbstlosigkeit" verlangt, dass nicht in erster Linie eigenwirtschaftliche Interessen verfolgt werden. Folgerichtig ist es freigemeinnützigen Einrichtungen verbo-

---

3 Nach § 2 Nr. 1 KHG definieren sich Krankenhäuser als Einrichtungen, „... in denen durch ärztliche und pflegerische Hilfeleistung Krankheiten, Leiden und Körperschäden festgestellt, geheilt oder gelindert werden sollen oder Geburtshilfe geleistet wird und in denen die zu versorgenden Personen untergebracht und verpflegt werden können."

4 Zu den Klassifizierungskriterien von Krankenhäusern zählen neben der Trägerschaft u. a. Größe, Versorgungsstufe, Behandlungsintensität und Ausbildungsaufgaben.

5 Vgl. § 1 Abs. 2 KHG.

ten, Mittel für nicht satzungsgemäße Zwecke zu verwenden oder Gewinnanteile an Mitglieder auszuschütten.[6] Krankenhäuser unter freigemeinnütziger Trägerschaft werden demzufolge ohne jegliche Gewinnerzielungsabsicht betrieben, während private Krankenhäuser von privaten Trägern mit der Absicht fortgesetzter Gewinnerzielung unterhalten werden.

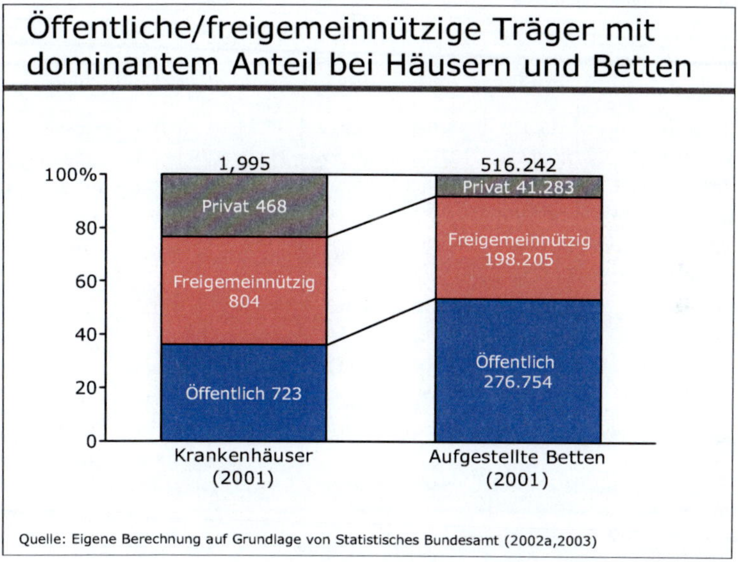

Abbildung 2: Aufteilung der Krankenhäuser und Betten nach Trägerschaft im Jahr 2001

Durch Darstellung der Trägerschaft der im Jahr 2001 registrierten 1.995 allgemeinen Krankenhäuser[7], ergibt sich (s. Abbildung 2) folgende Aufteilung: Die freigemeinnützigen und die öffentlichen Krankenhäuser repräsentierten mit 804 (40,3%) und 723 (36,2%) über drei Viertel aller Häuser, während die restlichen 468 (23,5%) Anstalten unter privater Trägerschaft betrieben wurden. Dieses Bild verschiebt sich jedoch enorm, wenn die Verteilung der im Jahr 2001 aufgestellten 516.242 Betten verglichen wird. Hier waren die freigemeinnützigen Häuser mit 198.205 (38,4%) Betten und die öffentlichen Krankenhäuser mit 276.754 (53,6%) weiterhin die mit Abstand größten Institutionen. Obschon die privaten Träger in 2000

[6] Vgl. dazu § 55 AO.

[7] Von den 2.240 deutschen Krankenhäusern sind in dieser Betrachtung für das Jahr 2001 die 196 Häuser mit psychischen und neurologischen Betten sowie die 49 reinen Tages- und Nachtkliniken ausgeschlossen.

nur 41.283 oder 8,0% der Betten anboten, war dies bereits 72,0% mehr als im Jahr 1991 (Statistisches Bundesamt 2002a und 2003).

3.1.2 Strukturdaten der stationären Versorgung

Im nachfolgenden Abschnitt soll dargestellt werden, wie sich die wichtigsten Leistungsparameter der Krankenhausversorgung entwickelt haben (s. Tabelle 1).

	1991	1993	1995	1997	1999	2000	2001
Fallzahlen (in Tsd.)	**13.928**	**14.400**	**14.972**	**15.552**	**16.256**	**16.487**	**16.500**
Index (1991=100)	100,0%	103,4%	107,5%	111,7%	116,7%	118,4%	118,5%
Pflegetage (in Tsd.)	**203.023**	**189.900**	**181.600**	**170.900**	**167.900**	**167.013**	**161.700**
Index (1991=100)	100,0%	93,5%	89,4%	84,2%	82,7%	82,3%	79,6%
Ø Verweildauer (Tage)	**14,5**	**13,2**	**12,1**	**11,0**	**10,3**	**10,1**	**9,8**
Index (1991=100)	100,0%	90,9%	83,6%	75,9%	71,2%	69,8%	67,7%
# Einrichtungen	**2.406**	**2.351**	**2.323**	**2.258**	**2.251**	**2.242**	**2.240**
Index (1991=100)	100,0%	97,7%	96,6%	93,8%	93,6%	93,2%	93,1%
Betten	**664.356**	**628.658**	**609.123**	**580.425**	**565.000**	**559.651**	**553.000**
Index (1991=100)	100,0%	94,6%	91,7%	87,4%	85,0%	84,2%	83,2%
Bettenauslastung	**83,7%**	**82,7%**	**81,6%**	**80,7%**	**81,8%**	**81,5%**	**80,7%**
Index (1991=100)	100,0%	98,8%	97,5%	96,4%	97,8%	97,4%	96,4%
Quellen: Statistisches Bundesamt 2002a, 2002b; Deutsche Krankenhausgesellschaft 2001							

Tabelle 1: Zeitreihen von Leistungsparametern im Krankenhaus

Die Anzahl der Pflegetage zwischen 1991 (203,0 Mio.) und 2001 (161,7 Mio.) ist um 20,4% zurückgegangen ist, während die Anzahl der Fälle, also der stationär behandelten Patienten, um 18,5% von 13,9 Mio. auf 16,5 Mio. anstieg. Als Ergebnis dieser beiden Trends ergab sich im gleichen Zeitraum eine Verkürzung der durchschnittlichen Verweildauer um 32,3% von 14,5 auf 9,8 Tage. Eine ökonomische Interpretation ist, dass die Produktivität pro Bett gestiegen ist. Das bedeutet aber, dass im gleichen Umfang weniger Krankenhausbetten benötigt werden, da Patienten zunehmend zu Kurzzeit-Intensivpatienten werden.

Wie in Abbildung 3 dargestellt, hat tatsächlich eine reaktive Anpassung der Krankenhauskapazitäten stattgefunden. So sank die Anzahl der Krankenhausbetten von 664.356 im Jahr 1991 um 16,8% auf 553.000 im Jahr 2001 und die Zahl der Krankenhäuser verringerte sich im gleichen Zeitraum um 6,9% von 2.406 auf 2.240. Bei Betrachtung dieser Entwicklung im

Zusammenhang mit den o. g. Parametern muss der Schluss gezogen werden, dass in deutschen Krankenhäusern weiterhin enorme Überkapazitäten bestehen, da der Kapazitätsabbau nicht ausreicht, um den Rückgang der Pflegetage und der damit verbundenen durchschnittlichen Verweildauer zu kompensieren. Dies wird deutlich, wenn die Veränderung der Bettenauslastung beobachtet wird, die sogar relativ über den Zeitraum 1991-2001 um 3,6% von 83,7% auf ein Niveau von 80,7% abnahm (Statistisches Bundesamt 2003).

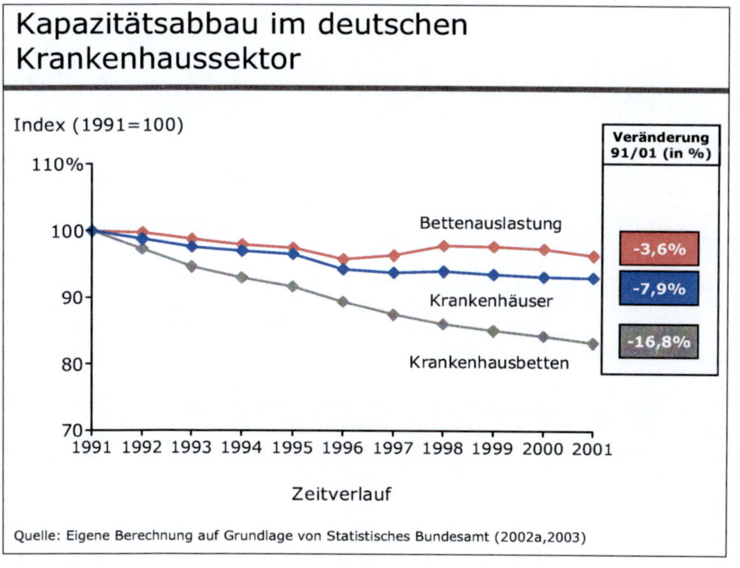

Abbildung 3: Kapazitätsabbau im deutschen Krankenhaussektor

Unausgelastete Kapazitäten und die wirtschaftlichen Rahmenbedingungen haben somit in den letzten Jahren ganz selbstverständlich zum Bettenkapazitätsabbau geführt, sei es aus Eigeninitiative der Krankenhausträger oder auf Druck des Landesgesetzgebers. Diese Entwicklung scheint jedoch erst der Startschuss zu sein, denn die Mehrzahl der Kliniken rechnet mit einer weiteren Bettenreduktion (Eichhorn und Greiling 2002). Internationale Vergleiche unterstreichen die Überkapazitäten im deutschen Krankenhaussektor. Abbildung 4 macht deutlich, dass Deutschland (D) im internationalen Vergleich sowohl eine wesentlich höhere Bettenkapazität je Einwohner als auch durchschnittliche Verweildauer im Vergleich zu Ländern wie Österreich (A), Australien (AUS), Frankreich (F), Großbritannien (GB), den USA und Schweden (S) aufweist (OECD Health Data 2003a und 2003b). Vor allem die Versorgung der deutschen Bevölkerung mit Akutbetten weist darauf hin, dass hier mit einem Faktor von 1,7 bzw. 2,7 enorme Leistungsunterschiede zu den Gesundheitssystemen von z. B. Australien und Schweden bestehen.

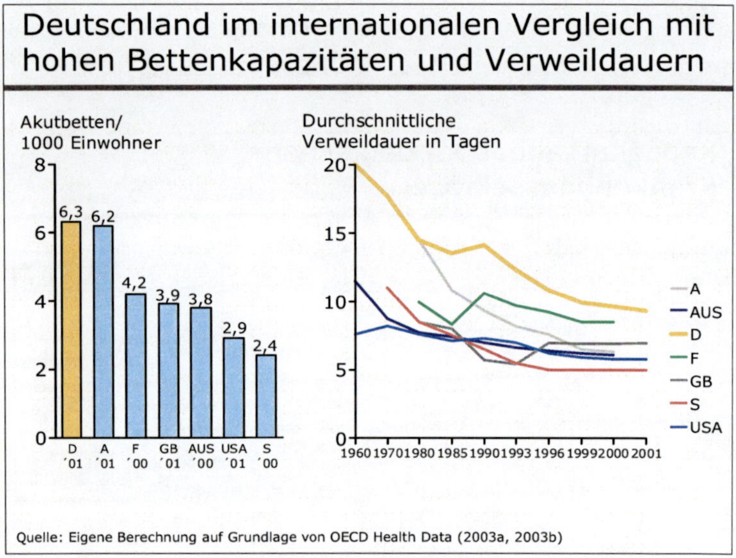

Abbildung 4: Internationaler Vergleich von Bettenkapazitäten und Verweildauern

Auch die durchschnittliche Verweildauer von stationären Patienten liegt in Deutschland seit 1960 weit über dem Durchschnitt der betrachteten Referenzgruppe von Ländern. Vor allem seit Beginn der 90er Jahre scheint in all diesen Ländern eine Konvergenz der Verweildauern stattgefunden zu haben. Wie auf der Graphik ersichtlich lagen im Jahr 2001 alle Verweildauern in einem Korridor zwischen 5,0 (Schweden) und 8,3 (Frankreich) Tagen.

In all diesen Ländern wurden DRGs schon seit längerem eingeführt, was als einer der Hauptgründe für die niedrigeren Leistungsparameter herangezogen werden kann. Vergleiche dieser Art können aufgrund der jeweiligen Länderspezifika und der damit einhergehenden eingeschränkten Vergleichbarkeit keinen exakten rechnerischen Aufschluss über die etwaigen Potenziale eines Gesundheitswesens geben. Nichtsdestotrotz können diese Vergleiche als Anhaltspunkte sowie Tendenzen in puncto Effektivität und Effizienz internationaler Gesundheitssystemen herangezogen werden. Experten (z. B. Clade 2000b) gehen daher für Deutschland in den nächsten 10 bis 15 Jahren von einem Rückgang der Verweildauer auf 5 Tage und der benötigten Bettenkapazitäten von mindestens 25% aus.

Nach der Beschreibung der Leistungsparameter soll nun die Kostenentwicklung dargelegt werden. Obschon in den letzten 25 Jahren fortwährend Kostendämpfungsdiskussionen geführt wurden, in deren Verlauf immer wieder auf die fehlende Transparenz der Kosten- und Leistungsdaten hingewiesen wurde, gibt es bis heute keine, alle Krankenkassen umfassenden, länderbezogenen Daten über die in den einzelnen Leistungssektoren (Praxen, Krankenhäuser, Rehaeinrichtungen usw.) veranlassten Leistungen und Ausgaben (Bruckenberger 2001a).

Insofern muss sich ein Überblick auf eine gesamtdeutsche Sicht beschränken. Hier zeigt sich im Zeitverlauf von 1991 bis 2001, dass die Kosten insgesamt von 37,4 Mrd. € auf 52,9 Mrd. € um etwa 41,4% angestiegen sind, was einer durchschnittlichen jährlichen Wachstumsrate von 3,5% entspricht.[8] Die Betriebskosten der Krankenhäuser teilen sich zu rund zwei Drittel in Personalkosten, zu knapp einem Drittel in Sachkosten und zu einem marginalen Teil in sonstige Kosten auf. Diese Kostenstruktur blieb über die Jahre von 1991 bis 2001 nahezu konstant. Demzufolge haben sich Personal-[9] und Sachkosten[10] mit einer durchschnittlichen jährlichen Wachstumsrate von 3,4% respektive 3,7% fast im Gleichschritt entwickelt, wobei innerhalb dieses Zeitraumes klar beobachtbar ist, dass ab 1995 eine Verlangsamung des Wachstums eingesetzt hat. Während die Personal- und Sachkosten von 1991 bis 1995 noch um durchschnittlich 6,4% bzw. 6,2% anstiegen, belief sich die Steigerung zwischen 1995 und 2001 nur noch auf 1,5% bzw. 2,2 %.

---

[8] Rechtsgrundlage für die Krankenhausstatistik ist die Verordnung über die Bundesstatistik für Krankenhäuser (Krankenhausstatistik-Verordnung) vom 10. April 1990 (BGBl. I S. 730). Seit dem Jahr 1996 werden die Kosten der Krankenhäuser in Deutschland nach dem sogenannten Nettoprinzip, d. h. ohne nichtstationäre Kosten (Wissenschaftliche Forschung und Lehre, Ambulanz usw.) erhoben. Die nach Kostenarten gegliederten Daten sind deshalb nicht mehr mit den Ergebnissen der Vorjahre vergleichbar. Lediglich auf der Ebene der bereinigten Kosten ist eine Vergleichbarkeit gegeben, weshalb die Analyse und Beschreibung der Daten seit 1991 in dieser Arbeit auf dieser Grundlage beruhen.

[9] Bestehend aus Pflegedienst, ärztlichem Dienst, medizinisch-technischem Dienst, Funktionsdienst, Wirtschafts- und Versorgungsdienst, Verwaltungspersonal und sonstigen Diensten.

[10] Dazu zählen medizinischer Bedarf, Wirtschaftsbedarf, Instandhaltung, Wasser, Energie, Lebensmittel, Verwaltungsbedarf und sonstige Sachkosten.

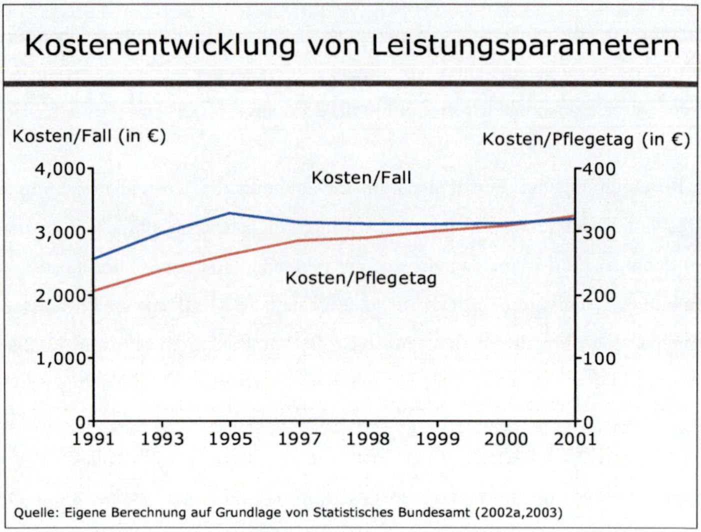

Abbildung 5: Zeitverlauf von Leistungsparametern 1991 bis 2000

Die allgemeine Entwicklung der Leistungsparameter und der Kostenentwicklung kann abschließend verdichtet werden, wenn die beiden Kenngrößen zusammenführt werden (s. Abbildung 5). Auf den beiden Achsen sind zum einen die Kosten pro stationären Fall (linke Seite) sowie die Akzeleration der Kosten pro Pflegetag (rechte Seite) in Euro seit 1991 abgetragen. Die Kosten pro Fall sind im angeführten Zeitraum von 2.566 auf 3.192 € um 24,4% gestiegen, während die Kosten pro Pflegetag von 206 auf 325 € um 57,7% angewachsen sind. Auffällig ist hier, dass die Kosten pro Fall seit 1995 fast stabil und sogar leicht rückläufig waren. Tatsächlich hat der Kostenanstieg in dem betrachteten Zehnjahreszeitraum nur zwischen 1991 und 1995 stattgefunden.

Übertragen auf das Gesamtsystem bedeutet dies als Zugeständnis an die Krankenhäuser, dass dort durchaus Anstrengungen wie zur Kürzung der Verweildauer unternommen wurden, was schlussendlich zu einer Verflachung der Kostenkurven in den letzten Jahren geführt hat. Nichtsdestotrotz mündet dies aber in keiner Ausgabenreduzierung für das Gesamtsystem und einer gleichmäßigen Angebotsstruktur, da die Kostensenkung durch die Mengen- bzw. Fallausweitung mehr als kompensiert wird. Der Anspruch, der an diese Anstrengungen mit der einfachen Formel geknüpft wurde, dass weniger Betten auch weniger Pflegetage und somit geringere Verweildauern und weniger Ausgaben für die Krankenkassen hervorrufen, ist nicht erfüllt worden. Die Realität kann eher nach einer ähnlich einfachen Faustregel beschrieben werden: Mehr Fälle bedeuten mehr Leistungen und damit mehr Ausgaben für die Krankenkassen, denn Kosten entstehen grundsätzlich nicht durch Betten, sondern durch Leistungen (Bruckenberger 2001b).

Ein Teil dieser zusätzlichen Leistungen kann mit Sicherheit dem medizinischen Fortschritt in Form von neuen diagnostischen Geräten und Verfahren, modernen chirurgischen Techniken sowie innovativen Medikamente zugeschrieben werden, durch die eine „Explosion des Machbaren“ (Krämer 1982) stattgefunden hat. Innovationen führen häufig zu neuen Behandlungszielen, die in aller Regel nur mit höherem Kostenaufwand zu erreichen sind[11], während kostensenkenden Prozessinnovationen eher selten zu beobachten sind. Ebenso ist bei der Einführung neuer Diagnose- und Behandlungsmethoden zu beobachten, dass die Zahl der damit verbundenen zusätzlichen Untersuchungen bzw. Behandlungen grundsätzlich höher ist als die Zahl der entfallenden Leistungen (Bruckenberger 2001c). Die Folge dieses Entwicklungstrends kann daher nur eine Ausweitung medizinischer Leistungen sein. Fraglich erscheint jedoch, ob alle erbrachten Leistungen medizinisch induziert waren, oder ob die größtenteils intransparente Leistungsabrechnung und -erbringung die Krankenhäuser in den letzten Jahren dazu verleitet hat, Leistungen zu erbringen (z. B. Röntgen), die medizinisch wahrscheinlich nicht in allen Fällen notwendig gewesen sind (Krug et al. 2003).

3.1.3 Beschreibung des bisherigen Vergütungssystems

Beim bisherigen bis 2003 angewendeten bundesdeutschen Krankenhausfinanzierungssystem handelt es sich um eine Mischform aus Fallpauschalen und Sonderentgelten (FP/SE) sowie Abteilungs- und Basispflegesätzen[12]. Die wirtschaftliche Sicherstellung der Krankenhäuser in Deutschland wird dadurch gewährleistet, dass der Staat (namentlich die Bundesländer) im Rahmen der öffentlichen Förderung die Investitionskosten übernimmt, während die Betriebskosten von den Krankenkassen erstattet werden (Robbers 2000). Dieses Prinzip wird als duale

---

[11] Ein oft bemühtes Beispiel ist die Herztransplantation. Als Christiaan Barnard am 3. Dezember 1967 das erste menschliche Herz verpflanzte, stiegen die Kosten einer solchen Behandlung von null auf (damals) 200.000 DM pro Herztransplantation (Krämer 1982).

[12] Die Abrechnung von Fallpauschalen und Sonderentgelten wurde mit der BPflV 1995 vorgeschrieben und ist seit Anfang 1996 für alle Krankenhäuser bindend.

Finanzierung bezeichnet.[13] Rechtliche Grundlage für das Vergütungssystem bilden das KHG, die BPflV und das SGB V. Je nach Art der erbrachten Leistung kommen verschiedene Entgeltverfahren zum Einsatz.[14]

Da nur die allgemeinen Krankenhausleistungen (voll- und teilstationäre Leistungen) von den Vorschriften des durch die GKV-Gesundheitsreform neu eingeführten § 17b KHG betroffen sind, wird an dieser Stelle nicht näher auf die Leistungen eingegangen, die nach dem SGB V vergütet werden. Abbildung 6 veranschaulicht das bisherige und sehr komplexe System zur Vergütung allgemeiner Krankenhausleistungen in Deutschland.[15]

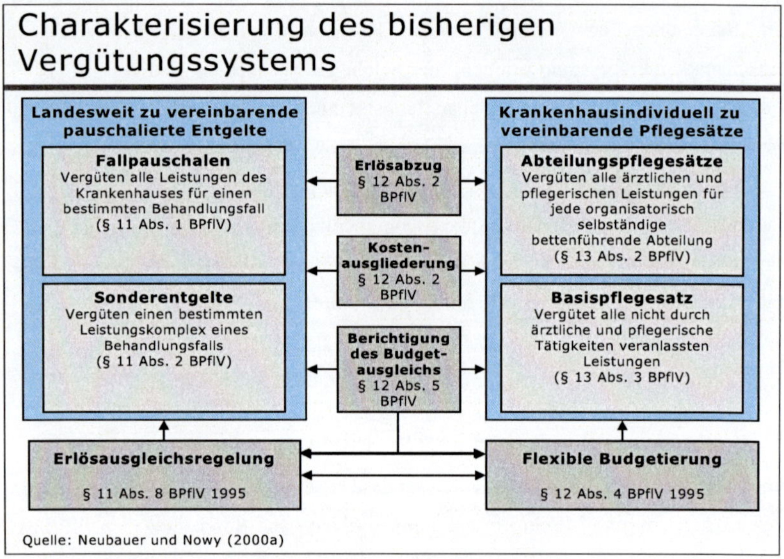

Abbildung 6: Charakterisierung des bisherigen Vergütungssystems

---

[13] Das duale Finanzierungssystem wird seit geraumer Zeit kritisiert. Nach Auffassung der meisten Experten wird in den kommenden Jahren die monistische Finanzierung, d. h. die Finanzierung der Investitionskosten durch die Krankenkassen, im stationären Sektor (zumindest teilweise) umgesetzt werden.

[14] Allgemein werden Krankenhausleistungen differenziert in: Ambulantes Operieren (§ 115 b SGB V), Vorstationäre Leistungen (§ 115 a SGB V), Vollstationäre Leistungen (§ 10 BPflV), Teilstationäre Leistungen (§ 10 BPflV) sowie Nachstationäre Leistungen (§ 115 a SGB V) (Robbers 2000).

[15] Mohr und Kröger (1995) zitieren in diesem Zusammenhang Charles de Gaulle, der einst fragte: „Wie kann man eine Nation mit 452 verschiedenen Käsesorten regieren?“ und übertragen dies auf die Reaktionen von Krankenhausfachleuten, Ärzten und Verwaltungspersonal, wenn diese versuchen, das Dickicht der Abrechnungsvarianten von Fallpauschalen und Sonderentgelten zu durchdringen.

Bei der Vergütung allgemeiner Krankenhausleistungen wird zwischen Pflegesätzen nach § 11 BPflV und tagesgleichen Pflegesätzen gemäß § 13 BPflV unterschieden. Die Pflegesätze nach § 11 BPflV umfassen Fallpauschalen und Sonderentgelte. Fallpauschalen[16] vergüten sämtliche allgemeinen Leistungen des Krankenhauses für einen bestimmten Behandlungsfall, für den ein Entgelt in den Entgeltkatalogen bestimmt ist. Die Vergütung durch Fallpauschalen erfolgt grundsätzlich unabhängig von der Behandlungsdauer.[17] Zentrale Normen für die Bemessung der Höhe des Budgets und der Pflegesätze sind die §§ 3 bis 6 BPflV. Bei der Festlegung der Pflegesätze und Krankenhausbudgets sind die Kriterien medizinische Leistungsgerechtigkeit, Beitragssatzstabilität und Erfüllung des Versorgungsauftrags zu beachten. Bei der Bestimmung der medizinischen Leistungsgerechtigkeit der Entgelte kommt gemäß § 17 Abs. 1 Satz 4 KHG auch ein Vergleich mit (vergleichbaren) Krankenhäusern zum Tragen. Dabei sollen neben ökonomischen Vergleichskriterien auch medizinische Kriterien einbezogen werden, wobei Unterschiede in der Leistungsstruktur und im Leistungsumfang individuell berücksichtigt werden können. Entsprechend dem Grundsatz der Beitragssatzstabilität[18] ist die Erhöhung der Krankenhausbudgets auf die geschätzte Veränderungsrate der beitragspflichtigen Einnahmen der Mitglieder aller Krankenkassen je Mitglied beschränkt.

Die Fallpauschalen wurden durch eine kostenorientierte Kalkulation neu berechnet, d. h. die Höhe der Fallpauschalen wurde nicht von den bis dahin üblichen Vergütungen abgeleitet. Die Kalkulation der Bewertungsrelationen für Fallpauschalen und Sonderentgelte erfolgte anhand von Ist-Daten (Leistungs- und Kostendaten) ausgewählter Krankenhäuser unterschiedlicher Trägerschaft aus dem Jahr 1992. Nach einer statistischen Analyse der auf diese Weise kalkulierten Fallkosten wurden diverse Anpassungen vorgenommen und schließlich ein Entgeltkatalog formuliert, der zum Zeitpunkt der Einführung des neuen Systems 40 Fallpauschalen und 104 Sonderentgelte enthielt. Die Höhe des Erlöses wird durch Multiplikation der Punktzahl der Leistung (relatives Verhältnis zwischen den Fallpauschalen) mit dem durch die Vertrags-

---

[16] Die Einteilung der Fallpauschalen richtet sich primär nach dem Eingriff und erst in zweiter Linie nach der Diagnose.

[17] Eine Ausnahme bilden sogenannte „Ausreißer" (Outlier). Damit sind jene Patienten gemeint, die im Vergleich zu Patienten mit derselben Grunderkrankung überdurchschnittlich lange im Krankenhaus verweilen oder überdurchschnittlich hohe Kosten verursachen. Für solche Fälle sieht § 14 Abs. 7 BPflV oberhalb der Grenzverweildauer die zusätzliche Abrechnung von tagesgleichen Pflegesätzen vor, welche auf das Budget angerechnet werden (Robbers 2000).

[18] § 71 Abs. 1 SGB V i.V.m. § 17 Abs. 1 Satz 4 KHG.

parteien auf Landesebene vereinbarten Punktwert berechnet.[19] Unter gewissen Voraussetzungen werden für einzelne Krankenhäuser Zu- bzw. Abschläge auf die pauschalierten Entgelte vereinbart.[20] Die Fallpauschalen- und Entgeltkataloge wurden durch Änderungsverordnungen zur BPflV sukzessive ausgeweitet. Mit dem 2. GKV-Neuordnungsgesetz vom 23.06.1997 wurde die Weiterentwicklung der FP/SE ab dem Jahr 1998 der gemeinsamen Selbstverwaltung übertragen.[21] Trotz dieses gesetzlichen Auftrags kam der angestrebte Transformationsprozess des Krankenhausvergütungssystems nicht von der Stelle (Sell 2000).

In der Praxis ist quasi eine Fortschreibung der Krankenhausbudgets festzustellen. Die Pflegesatzvereinbarungen enden in der Regel mit der Festlegung eines globalen Prozentsatzes, um den das Budget des Krankenhauses steigen darf bzw. sinken soll. Die interne Verteilung der finanziellen Mittel bleibt weitgehend dem Krankenhaus überlassen. Durch die pauschale Fortschreibung wird das Kostenerstattungsprinzip gewissermaßen beibehalten, da die heutige (und zukünftige) Mittelausstattung eines Krankenhauses durch die Budgetsituation zu Beginn der Fortschreibung determiniert wird. Dieser Tatbestand ist einer der Hauptkritikpunkte an der gegenwärtigen Praxis.

Bisher werden lediglich rund 20 bis 25 Prozent der Krankenhausumsätze mittels Fallpauschalen und/oder Sonderentgelten abgerechnet. Obwohl in einigen Fachabteilungen bereits ein großer Anteil des Leistungsspektrums über Fallpauschalen und Sonderentgelte erfasst wird[22], kann das FP/SE-System keineswegs als flächendeckend bezeichnet werden. Der überwiegende Teil der Behandlungsfälle wird mittels tagesgleicher Pflegesätze entgolten. Infolgedessen steht die Entgelthöhe noch immer in direktem Zusammenhang mit der Aufenthaltsdauer (Robbers 2000), wodurch sich das bisherige Vergütungssystem primär an den Kosten und nicht an den Leistungen der Krankenhäuser orientiert.

---

19 Der Punktwert spiegelt das Preisniveau (Personal- und Sachkosten) im jeweiligen Bundesland wider.

20 Dazu zählen u. a. Zuschläge für besondere bauliche Gegebenheiten in den neuen Bundesländern, Maßnahmen zur Qualitätssicherung, die Finanzierung von Ausbildungsstätten sowie Zuschläge für die Sicherstellung einer bedarfsgerechten Versorgung durch defizitäre Krankenhäuser (z. B. im ländlichen Bereich). Vgl. dazu § 11 Abs. 3 BPflV.

21 Bis dahin war das BMG für die Entgeltkataloge verantwortlich.

22 In der Herzchirurgie werden über 80% der Fälle über FP/SE abgerechnet. In der Geburtshilfe beträgt der Anteil sogar über 90%.

Zusammenfassend kann festgehalten werden, dass die Beschreibung des komplexen bisherigen Vergütungssystems verdeutlicht, wie kompliziert es ist, die Leistungserbringung eines Krankenhauses in einer Abrechnungssystematik zu operationalisieren zumal verschiedene Interessengruppen mit diametralen entgegengesetzten Anreizen an dessen Ausgestaltung mitwirken. Aus diesem Grunde soll nun im nächsten Abschnitt beschrieben werden, wie diesem Umstand der Operationalisierung einer Vergütung von Krankenhausleistungen mit Hilfe der DRGs Rechnung getragen werden soll.

3.2 Evolution der DRG-Systematik

Im Abschnitt 3.1.1 wurde angemerkt, dass die bedarfsgerechte Versorgung der Bevölkerung mit Krankenhausleistungen durch das im Grundgesetz verankerte Sozialstaatsprinzip garantiert werden soll. Demzufolge besteht die Aufgabe eines Krankenhauses grundsätzlich darin, mit dem Einsatz der verfügbaren und knappen Ressourcen den Nutzen der Patienten aus der Behandlungsleistung zu maximieren (Oberender et al. 2001).[23] Dieses „Produkt" bzw. Ergebnis der Krankenhausversorgung ist jedoch schwer abzugrenzen und zu quantifizieren. Anschaulich wird dies bei Betrachtung der weitgefassten Definition von Gesundheit in der Verfassung der World Health Organization (WHO 1948), in der es heißt: „Gesundheit ist der Zustand vollkommenen körperlichen, geistigen und sozialen Wohlbefindens und nicht bloß das Ausbleiben von Krankheiten und Gebrechen".[24]

Auch in der Wissenschaft gibt es seit Jahrzehnten Diskussionen und Beiträge, wie das „Produkt Krankenhaus" am besten zu definieren sei. Einen der frühesten Versuche hat der amerikanische Arzt Codman im Jahr 1914 unternommen. Er bezeichnete als Produkt die behandelten Patienten, die Studenten, die eine medizinische Ausbildung erhielten, ausgebildete Krankenschwestern, die medizinischen und ärztlichen Veröffentlichungen und die resultierenden Strategien (Codman 1914). Der Harvard-Ökonom Feldstein war es dann, der Mitte der sechziger Jahre eine Standardisierung nach Patiententyp vorschlug, um Effizienzvergleiche zwischen Krankenhäusern zu ermöglichen (Feldstein 1967). Daraufhin folgten noch viele

---

[23] Hierbei kann zwischen indirektem (z. B. erhöhte volkswirtschaftliche Produktivität oder gewonnene Lebenszeit) und intangiblem Nutzen unterschieden werden, bei dem es sich um die psychische und physische Erleichterung für den Patienten und seine Angehörigen infolge der medizinischen Leistung handelt.

[24] Im Originaltext lautet die Definition: „Health is a state of complete physical, mental and social well-being and not merely the absence of disease or infirmity".

weitere Vorschläge wie bspw. die Planung der Leistungen für den Patienten, die Fallmischung und die Verbesserung des Gesundheitszustandes, demonstriert am Beispiel des QALY bzw. Quality Adjusted Life Year-Ansatzes (Weinstein et al. 1980). Letztendlich konnte aber keine Übereinstimmung über eine brauchbare Definition des Krankenhausprodukts oder -outputs erzielt werden. Klar schien nur zu sein, dass ein System benötigt würde, welches die unbegrenzte Vielfalt von Patienten in Gruppen ähnlicher Fälle zusammenfasst. Diese Ähnlichkeit sollte in bezug auf Charakteristika wie isoklinischen (medizinisch interpretierbaren) und isoressourcen (gleichwertigen) Gruppen gegeben sein (Rodrigues 1991).

Der Durchbruch zur Operationalisierung der Krankenhausleistungen begann dann im Jahr 1967, als die Forschergruppe um R.B. Fetter am Center for Health Studies der Yale University den Auftrag erhielt, ein Instrument zur Kontrolle der Inanspruchnahme von Krankenhausleistungen zu entwickeln . Dieses Schema wird bis heute als das brauchbarste zur Verwaltung, Finanzierung, Planung, Überprüfung der Auslastung und Bewertung der Pflege gesehen, da es sich hervorragend als Verständigungsgrundlage beim Informations- und Wissensaustausch zwischen Ärzteschaft und Verwaltung eignet (Rodrigues 1991).

Als Resultat der Pionierarbeit von Fetter et al. (1991) wurden in den folgenden Jahren Patientenklassifikationssysteme entwickelt, die in erster Linie den Zweck hatten, die Fallzusammensetzung eines Krankenhauses zu operationalisieren.[25] Das Hauptziel hierbei war, die Überprüfung der Qualität erbrachter Leistungen zu erleichtern und die Ressourcenverteilung innerhalb des Krankenhauses besser zu steuern. Im Rahmen der DRG-Entwicklung wurden zunächst Hauptkategorien gebildet, die sich in erster Linie am betroffenen Organsystem orientierten. Die Fallgruppenbildung unterhalb dieser Ebene erfolgte im wesentlichen durch eine Analyse von Datensätzen, die das gesamte Spektrum der stationären Fälle umfassten. Die Diagnosen und Operationen wurden hinsichtlich ihrer Kostenhomogenität zusammengefasst und anschließend nochmals auf ihre klinische Aussagekraft hin begutachtet und gegebenenfalls überarbeitet (Lauterbach und Lüngen 2000).

Ein Vertrag der Yale University mit der Health Care Financing Administration (HCFA) aus dem Jahr 1975 über die Entwicklung eines Krankenhausvergütungssystems auf der Grundlage

[25] Einen Einblick in die Entwicklungsgeschichte der DRGs findet sich im Sammelband von Fetter et al. (1991).

des Patientenklassifikationssystems führte schließlich zum ersten DRG-System, das 1980 in überarbeiteter Form in 26 Akutkrankenhäusern des Bundesstaates New Jersey eingesetzt wurde. Das damalige System umfasste 383 DRGs. Ab 1983 wurde das neue Vergütungsmodell in überarbeiteter Form unter der Bezeichnung HCFA-DRGs landesweit für die Vergütung von Krankenhausleistungen an Medicare-Versicherten[26] eingesetzt. In den Folgejahren wurden DRGs zunehmend von den privaten Versicherungen zur Abrechnung stationärer Leistungen übernommen. Die HCFA-DRGs bildeten die Basis für die kontinuierliche Weiterentwicklung von Patientenklassifikationssystemen, die u.a. in Frankreich und Skandinavien (vgl. Abbildung 1) eingeführt wurde.

3.3 DRG-Methodik

3.3.1 Hauptziele

Wie im vorigen Teilabschnitt erwähnt, dienen DRG-Systeme der Klassifikation von stationären Behandlungsfällen in Akutkrankenhäusern, die ärztliche und ökonomische Aspekte berücksichtigen. Hauptsächliche Einsatzgebiete von DRGs sind die Kostenträgerrechnung (Fallkalkulation), Betriebsführung, Betriebsvergleiche sowie die fallpauschalisierte Vergütung (Fischer 2000a). Durch die Patientenklassifikation mittels DRG-Systemen wird versucht, Gruppen zu definieren, die einen ähnlichen Leistungsbedarf in Verbindung mit einer medizinisch sinnvollen Produktdefinition widerspiegeln. Eine DRG beschreibt also einen stationären Patientenfall und summiert den gesamten leistungsgewichteten Ressourcenverbrauch vom Eintritt des Patienten bis zum Verlassen des Krankenhauses.

Hauptziel eines solchen Systems ist es demnach, alle stationären Krankenhausfälle in Fallgruppen mit ähnlichen Kostenstrukturen abzubilden. Als Grundlage für die Bildung von Fallgruppen dient die statistische Analyse von klinischen Daten wie Diagnosen und Verfahrensweisen im Zusammenhang mit Kosten und Verweildauern. Wichtigste Voraussetzung für die Fallgruppenbildung ist eine weitgehende Kostenhomogenität innerhalb der DRG, d. h. die durchaus unterschiedlichen Behandlungen müssen im Mittel einen ähnlichen Ressourcen-

[26] Medicare versichert überwiegend Rentner und Behinderte. Obwohl Medicare weniger als 20% der Bevölkerung versichert, liegt der Anteil der Leistungsausgaben im vollstationären Bereich bei rund 40%.

verbrauch verursachen. Um eine höhere Akzeptanz bei den Anwendern - insbesondere bei den Ärzten - zu erreichen, werden die Fallgruppen nach medizinischen Kriterien systematisiert.

3.3.2 Klassifikationsprozess

Die Zuweisung eines Behandlungsfalles zu einer DRG beinhaltet im Normalfall vier zentrale Schritte, wie die Abbildung 7 illustriert.

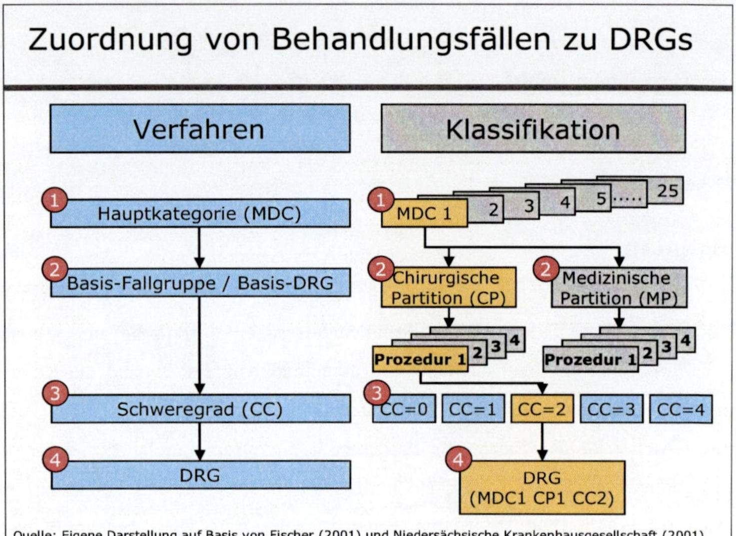

Quelle: Eigene Darstellung auf Basis von Fischer (2001) und Niedersächsische Krankenhausgesellschaft (2001)

Abbildung 7: Zuordnungssystematik von Behandlungsfällen zu DRGs

Zentraler und erster Klassifikationsanker sind die Hauptdiagnosen, wobei die mittlerweile in einer Vielzahl von Varianten vorliegenden DRG-Systeme gewöhnlich eine gleichartige Kernstruktur von Hauptkategorien - die sogenannten „MDCs“ (Major Diagnostic Categories) - verwenden.[27] In der zweiten Stufe wird die Basisfallgruppe oder Basis-DRG bestimmt. Dies geschieht innerhalb der gefundenen MDC auf Grundlage der wichtigsten Prozedur bei chirurgischen Patienten bzw. aufgrund der Hauptdiagnose bei medizinisch/konservativ behandelten Patienten. In der dritten Stufe wird vornehmlich nach relevanten Nebendiagnosen und Kom-

[27] Ursprünglich waren es 23 Hauptkategorien, mittlerweile werden (im Regelfall) 25 verwendet. Nr. 24 (Polytraumata) und Nr. 25 (HIV-Infektionen) wurden erst später hinzugefügt. Die MDCs orientieren sich überwiegend an Organen/Organsystem (z. B. Atmungsorgan) oder an Krankheitsursachen (z. B. Infektion).

plikationen differenziert, wodurch der Schweregrad der Erkrankung festgelegt wird. Schwerwiegende Begleiterkrankungen (MCC, Major Comorbidity or Complication) werden von „gewöhnlichen“ Begleiterkrankungen (CC, Comorbidity or Complication) unterschieden und meist innerhalb einer fünfstufigen Skala festgelegt.[28] Im letzten Schritt erfolgt dann die Bestimmung der DRG aufgrund der Kombination von Basis-DRG, Schweregrad und (evtl.) Altersstufe. Über dieses hierarchische Verfahren gelangt man letztendlich zur Gesamtzahl der DRGs (Fischer 2001).

Diese Systematik soll nun anhand eines praktischen Beispiels nochmals verdeutlicht werden. Angenommen ein Patient wird in ein Krankenhaus eingeliefert, muss sich einer großen kardiovaskulären Operation unterziehen und leidet nebenher noch an einer hämorrhagischen Gastritis. Die Kodierung würde dann bei der MDC „Krankheiten des Kreislaufsystems“ ansetzen und sich in Schritt 2 mit einer Auswahl der für diese MDC zur Verfügung stehenden Eingriffe bzw. Prozeduren fortsetzen. In diesem Fall könnte der kodierende Arzt die Unterteilung „Haupteingriff an Kreislaufsystem - Große Kardiovaskular-OP“, also einen chirurgischen Eingriff, angeben. Darüber hinaus muss nun noch die o. g. CC-Nebendiagnose hämorrhagische Gastritis berücksichtigt werden, die hier mit der Stufe 2 als mittlere Begleiterkrankung oder Komplikation eingestuft werden könnte, wodurch in Verbindung mit dem Alter des Patienten eine eindeutige Zuordnung des Krankheitsbildes mit der korrespondierenden DRG hergestellt wird.

3.3.3 Abrechnung

Jede dieser so kodierten DRGs und damit einhergehenden Leistungen wird über einen Mechanismus abgerechnet, der jede Basisfallgruppe mit einem relativen Kostengewicht (Costweight) bewertet.[29] Mit diesem Relativgewicht wird der durchschnittliche ökonomische Aufwand im Vergleich zu einer Bezugsgröße definiert. Die Bezugsgröße ist der Wert, der die Kosten für die Behandlung eines Patienten mit dem relativen Kostengewicht[30] von exakt Eins

---

[28] Wie im Abschnitt 3.4 gezeigt wird, handelt es sich hier um Abstufungen, die von „keine Begleiterkrankung oder Komplikation“ (CC=0) bis „sehr schwerwiegende Begleiterkrankung oder Komplikation“ (CC=4) reichen, wobei CCs der höchsten Stufe nur bei chirurgischen Fällen und Neugeborenen verwendet werden.

[29] Alle DRG-Varianten haben bestimmte Merkmale gemeinsam. Sie unterscheiden sich hauptsächlich in bezug auf die Berücksichtigung von Schweregraden. Da die konkrete Ausgestaltung der einzelnen DRG-Systeme mit Ausnahme des australischen in der weiteren Betrachtung kaum von Bedeutung ist, wird an dieser Stelle nicht näher darauf eingegangen. Ausführliche Darstellungen der einzelnen DRG-Systeme finden sich u. a. in Lauterbach und Lüngen (2000).

[30] Die Begriffe Relativgewicht und Kostengewicht werden hier synonym verwendet.

bilden soll. Gewöhnlich werden die Kostengewichte so festgelegt, dass das Kostengewicht von 1,0 den nationalen Durchschnittsfallkosten entspricht (Niedersächsische Krankenhausgesellschaft 2001). Die dem jeweiligen Fall zuzuordnenden Kosten und die sich daraus ergebenden Durchschnittskosten werden normalerweise über eine repräsentative Stichprobe von Krankenhäusern als Ist-Kosten über die Kostenträgerrechnung oder - wo dies nicht möglich ist - alternativ über Modellrechnungen ermittelt (Fritze 2001). In einem DRG-basierten Entgeltsystem kommt der Bezugsgröße also die Funktion des Basisfallpreises (Base Rate) zu. Aus der Multiplikation von Relativgewicht und Basisfallpreis ergibt sich dann der Erlös der jeweiligen DRG.

Ein weiterer wichtiger Indikator für die Gesamtleistung eines Krankenhauses ist der sogenannte Fallmix (Casemix). Zunächst werden das Relativgewicht pro DRG und die jeweilige Anzahl der durchgeführten Behandlungen multipliziert. Durch Summierung der einzelnen Produkte über alle DRGs hinweg ergibt sich der Fallmix. Im Prinzip kann diese Zahl als Parameter für die Leistungserbringung über die beobachteten DRGs und Fallzahlen hinweg interpretiert werden. Wird der Fallmix durch die Gesamtfallzahl dividiert, entsteht der Fallmix-Index/Casemix-Index (CMI). Dieser gibt Auskunft über die durchschnittliche ökonomische Fallschwere im Krankenhaus bzw. in der Fachabteilung, da in der Division letztendlich zum Ausdruck kommt, welches Gewicht die jeweiligen DRGs im Leistungsspektrum beanspruchen. Ein CMI von 2,5 bedeutet, dass die Fälle des Krankenhauses bzw. der Fachabteilung im Durchschnitt um einen Faktor von 1,5 (ökonomisch) aufwändiger sind als der Durchschnittsfall mit dem Wert 1,0. Insofern kann der CMI als Parameter der Leistungsintensität interpretiert werden. Auf Basis des CMIs können Krankenhäuser hinsichtlich ihrer Preis und Leistungsstruktur miteinander verglichen werden (Mansky 2000). Des Weiteren lässt sich mit Hilfe der Relativgewichte die Leistungsfähigkeit oder Behandlungskomplexität einer Fachabteilung besser beurteilen. Ein (zukünftiges) Krankenhausbudget auf der Basis von DRGs kann (ohne hausindividuelle Strukturkomponenten) schlussendlich auf zweierlei Arten ermittelt werden. Zum einen aus der Multiplikation von Fallmix-Index, Gesamtfallzahl und Basisfallpreis und zum anderen aus der Multiplikation von Fallmix und Basisfallpreis, was aus der arithmetischen Logik zwischen den einzelnen Indikatoren folgt. Dies ermöglicht dann einen Abgleich mit dem vorhandenen Budget, so dass Rückschlüsse über die zukünftige Finanzlage gezogen werden können.[31] Nach diesen Ausführungen zur generellen Systematik von DRG-Systemen soll im nächsten Abschnitt das australische DRG-System als Spezialfall und Grundlage für das deutsche System erörtert werden.

3.4 Australian Refined Diagnosis Related Groups (AR-DRGs)

Die Vertragspartner der gemeinsamen Selbstverwaltung haben sich in der Vereinbarung über die Einführung eines pauschalierenden Entgeltsystems nach § 17b KHG vom 27. Juni 2000 auf die Australian Refined Diagnosis Related Groups (AR-DRGs), Version 4.1 als Grundlage für ein deutsches DRG-System geeinigt.[32] Das AR-DRG-System gehört der Gruppe der "refined" Systeme an, die eine durchgängige Schweregradzuordnung bezogen auf die Basis-DRG beinhalten. Bis auf wenige Ausnahmen folgt das AR-DRG-System der o. a. Methodik hinsichtlich der Klassifikation und Abrechnungssystematik.

3.4.1 Entwicklungsgeschichte der AR-DRGs

Die Entwicklungsgeschichte des australischen Systems begann Mitte der 80er Jahre, als die Commonwealth-Regierung eine bundesweite Konferenz über DRGs ausrief, um die potenzielle Anwendung von DRGs zu prüfen. Als Folge einer grundlegenden Überarbeitung des alten Abrechnungsverfahrens entstand das erste australische DRG-Klassifikationssystem, die Australian National-DRGs (AN-DRGs), die im Juli 1992 publiziert wurden, wobei die Kodierung der Diagnosen und Prozeduren auf den ICD-9-CM[33] basierten (Duckett 2000). Mit diesem Schritt verselbständigte sich die bisher stark an den amerikanischen Vorbildern ausgerichtete DRG-Entwicklung in Australien. Integraler Bestandteil des neuen Entwicklungsprozesses war die Vereinbarung, das Klassifikationssystem regelmäßig zu aktualisieren, um den Veränderungen in der klinischen Praxis Rechnung zu tragen. Seitdem ist das australische DRG-System immer wieder verfeinert worden.[34]

---

[31] Diese Ausführungen zur DRG-Abrechnung sind im Kapitel 9 als Anhang anhand einer Tabelle sowohl konzeptuell als auch mit Hilfe eines numerischen Beispiels zusammengefasst.

[32] Vgl. § 1 Abs. 1 Vereinbarung über die Einführung eines pauschalierenden Entgeltsystems.

[33] Die Abkürzung ICD steht für "International Statistical Classification of Diseases and Related Health Problems"; die Ziffer nach ICD bezeichnet deren jeweilige (hier neunte) Revision. Diese Klassifikation wurde von der WHO erstellt und ist Teil der Familie der internationalen gesundheitsrelevanten Klassifikationen. In Deutschland zeichnet sich das Deutsche Institut für Medizinische Dokumentation und Information (DIMDI) für die offizielle Übersetzung und Herausgabe der amtlichen Klassifikation verantwortlich.

[34] Wichtig erscheint hier zu bemerken, dass sowohl in Australien als auch in den USA, den beiden Vorreitern in Sachen DRG-System, nur Teile des stationären Sektors mit Fallpauschalen abgerechnet werden.

Aus den AN-DRGs entstand 1998 die Australian Refined DRG-Klassifikation (AR-DRG), wobei zunächst nur das Klassifikationssystem und dessen Zuweisungslogik geändert wurden. Erst der Übergang auf die Version 4.1 beinhaltete einen Wechsel des Kodierungssystems auf eine ICD-10-Kodierung mit australischen Modifikationen (ICD-10-AM), also einer aktualisierten Variante von Krankheitsbildern und -beschreibungen. Die AR-DRG Version 4.1 hat 661 Fallgruppen[35], die als Ausgangsbasis für die Entwicklung des deutschen DRG-Systems dienen. Die Weiterentwicklung des australischen Systems ist weiterhin in vollem Gange und nach der Veröffentlichung der Version 4.2 im Jahr 2001, in der einige Veränderungen als Folge der Anpassungen der ICD-Kodes durch die WHO vorgenommen wurden, wird seit Mitte 2002 bereits die Version 5.0 installiert. Hierin wird u. a. die Gewichtung der relevanten Nebendiagnose, die Komplikation oder Komorbidität (CC), auf Basis der aktuellsten Kostendaten neu gewichtet (Commonwealth Department of Health and Aged Care 2002).

3.4.2 Klassifikationsprozess AR-DRGs Version 4.1

3.4.2.1 Strukturierung

Die Strukturierung der AR-DRGs Version 4.1 orientiert sich wie alle nach Hierarchie geordneten Verfahren dieser Art in einem ersten Schritt an den 23 Hauptkategorien (MDCs). Die individuellen Fälle werden einer dieser MDCs zugewiesen, die im allgemeinen Körperregionen widerspiegeln, auf die sich die Hauptdiagnose bezieht. Darüber hinaus gibt es einige MDCs, die andere klinische Determinanten haben. Dabei handelt es sich insbesondere um Fälle mit HIV-Infektionen, multiplen Traumen, Quadriplegien und Paraplegien (Lähmungskrankheiten) sowie um Neugeborene (Günster 2001). Eine Ausnahme hiervon bilden nichtgruppierbare Fälle sowie Transplantationen oder Tracheotomien, die besonders kostenträchtig sind und daher in einer Pre-MDC abgebildet werden (Abbildung 8 visualisiert den Klassifikationsprozess).

In einem zweiten Schritt sind die MDCs wiederum aufgeteilt in chirurgische, medizinische und sonstige Unterkategorien (Sub-MDCs). Die Sub-MDC „Sonstige“ ist eine im AR-DRG-System neu eingeführte Unterkategorie und bildet eine Ausnahme zum sonstigen Klassifi-

---

[35] Die Version 4.1 wird in einem dreibändigen Definitionshandbuch (Commonwealth 1998a) umfassend beschrieben. Die Änderungen von einer Version zur nächsten werden zudem in einem anderen Handbuch in ihrer Gänze beschrieben (Commonwealth 1998b).

kationsprozess in DRG-Systemen (Fischer 2001). In diese werden DRGs eingeordnet, die sich auf Prozeduren beziehen, für die kein Operationssaal benötigt wird.[36]

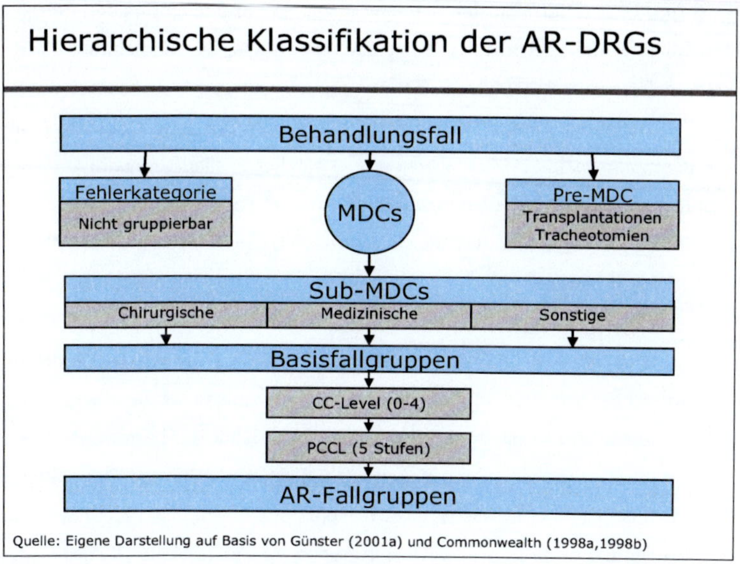

Abbildung 8: Klassifikationssystem der AR-DRGs

Auf der nächsten Gliederungsebene folgen die insgesamt 409 Basis-AR-DRGs (Adjacent DRGs oder Basisfallgruppen), die Cluster verwandter Prozeduren und Diagnosen bilden. Jeder Diagnose wird daraufhin ein Rang zugewiesen (das so genannte Komorbiditäts- und Komplikationsniveau; CCL). Hierbei gibt es die Ränge 0 bis 3 für die Innere Medizin und 0 bis 4 für die Chirurgie und die Neonatologie Die unterste Stufe 0 bezeichnet hierbei den geringsten Schweregrad („Not a complication or comorbidity") und der Rang 4 („A catastrophic complication or comorbidity") repräsentiert die höchste Stufe (Commonwealth of Australia 1998a, Fischer 2001).

[36] Dazu gehören u. a. gewisse diagnostische Maßnahmen wie die Zystoskopie, Endoskopien und Behandlungen von psychischen Störungen.

3.4.2.2 Schweregradindikatoren und Kodierung

Aus der oben beschriebenen diagnostischen Ableitung wird schlussendlich eine Schweregrad-Kategorie ermittelt, sofern die zur Basis-AR-DRG ermittelte AR-DRG nach Schweregraden unterteilt ist (pro Basisfallgruppe sind maximal 4 solcher CC-Kategorien definiert).[37] Anhand der dokumentierten und nach der CC-Systematik bewerteten Nebendiagnosen wird mittels einer Glättungsformel der kumulierte Gesamtschweregrad der Nebendiagnosen errechnet. Dieser wird mit „Patient Clinical Complexity Level" (PCCL) bzw. „Schweregradgruppe" bezeichnet (Commonwealth 1998a), wobei alle zusätzlichen Diagnosen für diese Krankenhausaufnahme berücksichtigt werden. Schließlich wird der Fall aufgrund seines Schweregrads und/oder weiterer den Ressourcenverbrauch kennzeichnenden Faktoren einer AR-Fallgruppe zugewiesen (Duckett 2000).

Im Gegensatz zu anderen DRG-Systemen folgt die Kodierung der AR-DRGs der hierarchischen Struktur des Systems und vereinfacht somit die administrative Bearbeitung der Daten. Jede DRG wird mit einem vierstelligen alphanumerischen Kode der Form XNNY bezeichnet, aus dem ablesbar ist, welcher Hauptkategorie (MDC), Sub-MDC und Basisfallgruppe die DRG zugeordnet ist. Darüber hinaus ist aus der Kodierung ersichtlich, ob ein Split der Basisfallgruppe vorliegt und wenn ja, von welcher Art er ist. Die erste Stelle (X) des Kodes ist ein alphanumerischer Buchstabe von A-Z oder 9, der die MDC bestimmt (A=Pre-MDC, B=Nervensystem, ..., 9=Fehlerkategorie). Die mittleren Ziffern (NN) werden durch eine zweistellige Zahl repräsentiert, die angibt, ob es sich um eine chirurgische, medizinische oder sonstige Sub-MDC/Basisfallgruppe handelt (01-39 = chirurgisch, 40-59 = sonstige, 60-99 = medizinisch). Die letzte Stelle im Kode (Y) ist ein alphanumerischer Buchstabe, der die CC-Stufe angibt. Dieser ist alphabetisch geordnet und zeigt den Ressourcenverbrauch an, wobei die DRG mit dem höchsten Ressourcenverbrauch innerhalb der Basis-DRG mit „A" bezeichnet wird (Fischer 2001). Ist die DRG nicht nach Ressourcenverbrauch unterteilt, wird der Buchstabe Z verwendet.[38] Die letzte Stelle im Kode wird als „Split Indicator bezeichnet.

---

[37] Im AR-DRG-System, Version 4.1, gibt es 3100 Diagnosekodes auf der CC-Liste für Neugeborene und 2802 Diagnosekodes auf der CC-Liste für andere Patienten.

[38] Also: A=DRG mit dem höchsten Behandlungsressourcen in der Basisfallgruppe, B=DRG mit dem zweithöchsten Behandlungsressourcen in der Basisfallgruppe,..., Z=keine CC-Unterscheidung in der Basisfallgruppe.

Beispielhaft soll dies an der DRG A01Z „Lebertransplantation“ dargestellt werden. Hieraus geht sofort hervor, dass es sich um eine operative Pre-MDC ohne weitere Unterscheidung der Basisfallgruppe (Z) handelt. Ein komplexeres Beispiel bilden die DRGs B02A (Kraniotomie mit schwersten CC), B02B (Kraniotomie mit schweren oder moderaten CC) und B02C (Kraniotomie ohne CC). Sie gehören derselben Hauptkategorie an, nämlich der mit B bezeichneten MDC „Krankheiten und Störungen des Nervensystems“. Es sind operative Behandlungen derselben Basisfallgruppe B02 (Kraniotomie), die sich durch Schweregrad und somit den Ressourcenverbrauch unterscheiden (Günster 2001). Das komplex angelegte Konzept führt so in der Praxis zu einem recht übersichtlichen System, denn lediglich ein geringer Teil der theoretischen Differenzierungsmöglichkeiten wird faktisch relevant, da die Etablierung von eigenen Fallgruppen und die Durchführung von neuen Aufteilungen (Splits) durch klare Regeln unter Anwendung statistischer Kriterien gesteuert wird. Faktisch gibt es in dem AR-DRG-System bei 23 Hauptdiagnosegruppen und 409 Basisfallgruppen insgesamt 661 AR-Fallgruppen, da nur ein geringerer Teil der 409 Basisfallgruppen nach Schweregraden differenziert ist (Schellschmidt 2000).

3.5 German Diagnosis Related Groups (G-DRG)

Nach der Vorstellung des australischen DRG-Systems wird im folgenden Abschnitt erläutert, warum das australische als Grundlage für das deutsche System gewählt wurde und in welchem Entwicklungsstadium sich die Implementierung befindet.

3.5.1 AR-DRGs als Grundlage für das deutsche System

Der Entscheidung für die Auswahl des australischen Systems ging ein Evaluierungsprozess voraus, in dessen Zuge diverse Gutachten[39] die verschiedensten Vorschläge für die Einführung eines in Deutschland praktikablen Systems unterbreiteten. Die Vergleiche der etablierten Systeme zeigten, dass keines der beurteilten Systeme den anderen deutlich überlegen war. Insofern war es von besonderer Bedeutung, ein objektives Kriteriensystem zu entwickeln, auf Grundlage dessen die finale Entscheidung gefällt werden konnte. Als übergeordnete Merk-

[39] Grundsätzlich unterschieden sich die Gutachten in ihrem methodischen Ansatz zur Bewertung der Systeme. Während Autoren wie Fischer (2000b) sowie Rochell und Roeder (2000) alle vorhandenen Systeme einer Gesamtbewertung auf der Basis von Einzelkriterien unterzogen, hierarchisierten andere Autoren wie Günster et al. (1999), Rau und Schnürer (2000) sowie Neubauer und Nowy (2000b) die DRG-Systeme unter Berücksichtigung der restriktiven Vorgaben des § 17b KHG und somit deren Praktikabilität in Deutschland. Einen Überblick über dieses Thema findet sich u. a. in Sell (2000).

male wurden die Transparenz der Systemarchitektur und deren Anpassbarkeit an deutsche Besonderheiten gewählt. Die daraus abgeleiteten Unterkriterien lauteten im Einzelnen: Durchgängigkeit des medizinischen Ordnungsprinzips, Nachvollziehbarkeit der Fallzuordnung, Berücksichtigung von Schweregraden, Übersichtlichkeit und Anwenderfreundlichkeit der Klassifikation, Anpassungsmöglichkeiten an deutsche medizinische Klassifikationen, Kosten- bzw. Aufwandshomogenität der Fallgruppen, Übernahmemöglichkeit der bestehenden EDV-Lösungen (insb. Groupersoftware), lizenzrechtliche Bedingungen und Eignung für die Qualitätssicherung. Auf Grundlage der Gutachten trafen die Vertragsparteien die Entscheidung für das australische System am 27. Juni 2000.

Letztendlich wurde das australische System ausgewählt, weil es als das modernste und am besten anpassbare DRG-System gilt (Fritze 2001). Die meisten Experten sind der Meinung, dass es im Vergleich mit anderen international eingesetzten Systemen derzeit weltweit sowohl den besten methodischen Ansatz als auch die medizinisch aktuellste Fallgruppierung darstellt (u. a. Roeder et al. 2001). Des Weiteren weist es die größte innere Logik und medizinische Plausibilität auf (Fritze 2001), wodurch vor allem die Systempflege und Anpassung an medizinische und ökonomische Veränderungen erleichtert werden. So bietet das AR-DRG die Möglichkeit, die ökonomischen Schweregrade mit Hilfe eines sehr ausgefeilten Systems abzubilden. Hierzu wird zum einen die patientenbezogene klinische Komplexitätsstufe herangezogen, zum anderen werden auch zusätzliche Diagnosen und Prozeduren wie das Alter, das Aufnahmegewicht, die Malignität einer Erkrankung, die Verweildauer, die Beatmungszeit, die Zwangseinweisung und die Entlassungsart zur Abbildung des ökonomischen Schweregrades verwendet (Roeder et al. 2000). Des Weiteren bieten die AR-DRGs im Gegensatz zu den meisten anderen Systemen nicht nur eine Unterteilung nach chirurgischen und medizinischen Prozeduren, sondern sie verfügen zusätzlich über eine Kategorie, die sonstige Behandlungsfälle und die damit verbundenen diagnostischen Maßnahmen abbildet.

3.5.2 Entwicklungsstadium der German-DRGs

Die Einführung des neuen Systems auf Basis der AR-DRGs befindet sich momentan in einer entscheidenden Phase, da die ersten Krankenhäuser ihre Abrechnung seit 2003 auf DRG-Systematik umgestellt haben. Hauptverantwortlich für den gesamten Prozess und Ablauf ist die Selbstverwaltung für German Refined-DRGs. Dieses Institut wird von den Mitgliedern der Selbstverwaltung zum Zwecke der gemeinsamen Information zum jeweils aktuellen Stand des § 17 b KHG betrieben.[40] Ein Schwerpunkt wird die Veröffentlichung der verabschiedeten Dokumente der Vereinbarungen sein. Darüber hinaus haben die Spitzenverbände der Krankenkassen, der Verband der Privaten Krankenversicherung und die Deutsche Krankenhausgesellschaft im Jahr 2001 das Institut für das Entgeltsystem im Krankenhaus (InEK) gegründet. Dieses hat die Aufgabe, die Vertragspartner der Selbstverwaltung und die von ihnen gebildeten Gremien bei der gesetzlich vorgeschriebenen Einführung und kontinuierlichen Weiterentwicklung des DRG-Systems auf der Grundlage des § 17 b KHG zu unterstützen.

Seit dem 1. Januar 2003 ersetzt das neue System zunächst optional die bisher über das oben skizzierte Mischsystem aus Fallpauschalen und Sonderentgelten sowie Abteilungs- und Basispflegesätzen abgerechneten Entgelte budgetneutral.[41] Voraussetzung für den Umstieg ist, dass mindestens 90% des Budgets über Fallpauschalen abgerechnet werden können.[42] Zur Erstberechnung der deutschen Relativgewichte lieferten insgesamt 125 oder 5,8% aller Krankenhäuser oder ihre Daten bis Juli 2002 ab. Die gelieferten Datenbestände umfassten rund 635.000 Fälle, von denen nach Bereinigung etwa 500.000 Fälle für die Kalkulation zur Verfügung standen. Dies bedeutet, dass lediglich etwa 3% aller in allgemeinen Häusern abgerechneten Fälle in die Berechnung miteinbezogen wurden. Die Analysen zeigten, dass sich etwa 85% der 664 DRGs mit den vorliegenden Daten kalkulieren lassen, wobei 10% der DRGs bereits 50% der Fälle und ein Drittel der DRGs dann schon 80% der Falldaten abbilden. Insgesamt lassen sich durch die vorhandenen Daten 95% aller Fälle durch die im Jahr 2002 kalkulierten DRGs abbilden. Damit werden umsteigewillige Krankenhäuser „voraussichtlich auch 90% des Gesamtbetrages über DRGs problemlos abdecken können" (Braun 2002).

Summa summarum hatten sich 525 oder etwa 25% der Krankenhäuser (Stand 10.4.2003) fristgerecht zum 31.10.2002 entschieden, von dem Optionsmodell Gebrauch zu machen, bevor ab 2004 die Abrechnung der Leistungen im Krankenhaus obligatorisch über DRGs erfolgen muss. Zusätzliche 746 Krankenhäuser (ca. 35%) - sogenannte „Nachoptierer" - sagten

---

40 Das Institut wird unter der URL www.gdrg.de betrieben. Die Hauptarbeitsfelder des DRG-Instituts werden in der Fallgruppenpflege (Definition der Fallgruppen, Pflege der Basis-Fallgruppen und des Schweregrad-Systems), der Kodierung (Kodierrichtlinien, Vorschläge für ICD-/OPS 301-Anpassungen, Zusammenarbeit mit Institutionen/Organisationen) und der Bereitstellung der Abrechnungsmethodik (Kalkulation Relativgewichte sowie Zu- und Abschläge) liegen.

41 Das Optionsmodell 2003 wird im KHG § 17b Abs. 4 geregelt.

42 Vgl. § 17 b Absatz 4 Satz 5 KHG.

nach der Fristverlängerung durch den Bundesrat bis zum 31.12.2002 zu. Von den insgesamt 1.271 Häusern findet jedoch nur bei 290 die Abrechnung auf Basis der DRGs seit Januar 2003 statt, weitere 34 führten diese bis April 2003 ein.[43] Für das Jahr 2004 werden die meisten Fallpauschalen auf Grundlage von neuen Daten verändert vorgegeben. In die Kalkulation des Fallpauschalenkatalogs 2004 gingen aus 137 Krankenhäusern 2,1 Mio. Fälle aus, wobei im Gegensatz zum Vorjahreskatalog auch Fälle von zwölf Universitätskliniken enthalten waren (Rau 2003). Statt bisher 664 stehen künftig 802 Abrechnungspositionen zur Verfügung und die verantwortlichen Stellen zeigen sich zuversichtlich, dass medizinischen Leistungen und Bewertungsrelationen durch die Teilnahme und Datenlieferung von mehr Krankenhäusern und insbesondere Universitätskliniken treffsicherer beschrieben werden als 2003, wodurch die Kostenhomogenität der einzelnen DRGs steigt (InEK 2003b).

Während die Jahre 2003 und 2004 als sogenannte „budgetneutrale" Jahre gelten, werden die beiden Folgejahre 2005 und 2006 als „Konvergenzphase" bezeichnet. Hintergrund dafür ist, dass in den Jahren 2003 und 2004 krankenhausindividuelle Basisfallraten gelten, die weiterhin auf den Verhandlungen der Leistungs- und Kalkulations-Budgets beruhen. In der „Konvergenzphase" werden die Basisfallraten zuerst um 33% und dann um 50% an landesweite Basisfallraten angepasst, was dazu führt, dass die Verhandlungen zum Erlösbudget auf DRG-Systematik umgestellt werden. Ab 2005 werden die Voraussetzungen für die Abschaffung der starren Budgetierung geschaffen, da die Zuwachsbegrenzung durch die Grundlohnrate für das einzelne Krankenhaus entfällt. Des Weiteren werden 2005 die ersten Qualitätsberichte aus den Krankenhäusern veröffentlicht. Nochmals zwei Jahre später soll dann im Jahr 2007 die Einführung von bundeseinheitlichen Preisniveaus vonstatten gehen.[44] Der Fahrplan zur Einführung der G-DRGs ist mit den wichtigsten Parametern in Abbildung 9 dargestellt, die aufzeigt, dass die „eigentliche Konvergenzphase" sich von der Entscheidung für ein solches System aus dem Jahr 2000 bis zur vollständigen Einführung bis ins Jahr 2007 erstreckt:

---

[43] Die geringe Anzahl der Krankenhäuser, die das System tatsächlich frühzeitig umgesetzt haben, gibt Anlass zu der Vermutung, dass die meisten Krankenhäuser sich aufgrund der Budgetkonsequenzen noch kurzfristig für das System entschieden haben, ohne es wegen der fehlenden gesetzlichen Grundlage schnell umsetzen zu können (Roeder und Schick 2003).

[44] Durch die Vorbereitungen des G-DRGs-Instituts stehen ein Fallpauschalenkatalog, ein Definitionshandbuch G-DRG Version 1.0 zur Klassifikation der Fallgruppen, die Kodierregeln in der Version 2003 und die Kalkulation der deutschen Bewertungsrelationen sowie ein Projektbericht zur Verfügung. Weiterhin wurden diverse Methoden-Pretests sowie die Liste der insgesamt 260 Krankenhäuser veröffentlicht, die an der Gesamtkalkulation der Gesamtjahresdaten 2002 teilnahmen. Insgesamt sind also umfangreiche Vorbereitungen zur Einführung, Adaption und Modifikation dieses „lernenden Systems" geschaffen worden.

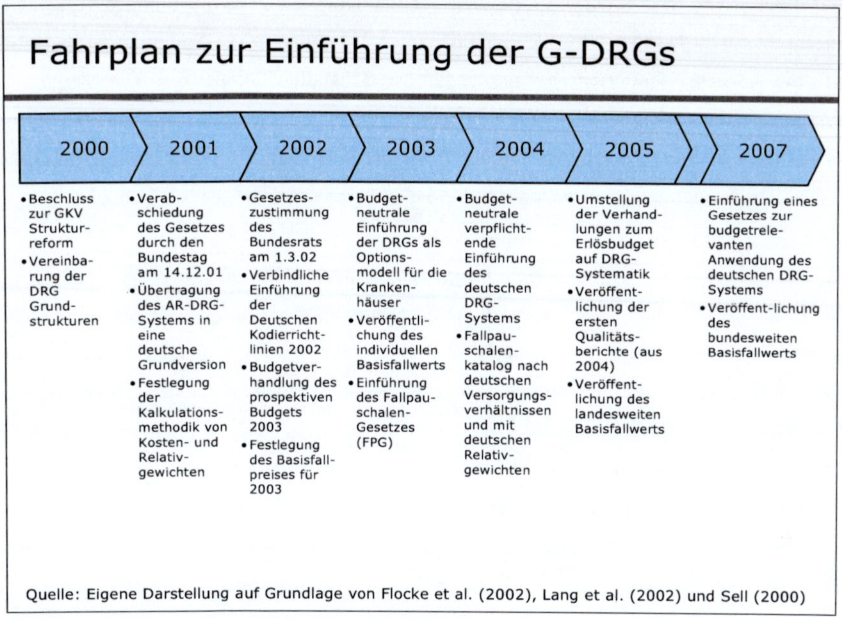

Abbildung 9: Fahrplan zur Einführung der G-DRGs

4 METHODIK UND MATERIAL

Nachdem in den zurückliegenden Abschnitten die Strukturparameter im stationären Sektor Deutschlands, die DRG-Evolution, die DRG-Methodik, die spezifische Ausgestaltung des australischen Systems und der Entwicklungsstand der G-DRGs dargelegt wurden, soll am Ende des folgenden Teilabschnittes eine Auflistung der theoretischen Anreizwirkungen des neuen Systems folgen. Dies geschieht vor dem Hintergrund der in den vorherigen Abschnitten erläuterten Veränderungen durch die Reform, die als Konsequenz veränderte Anreizstrukturen für die Akteure im Krankenhaussektor zur Folge haben werden. Diese nach Strukturparametern wie Kosten oder Fallzahlen unterteilte Tabelle soll danach durch empirische Untersuchungen abgeglichen und auf ihre Aussagekraft hin untersucht werden.

4.1 Anreizwirkungen eines DRG-Systems

Die Neuausrichtung durch eine DRG-Vergütung wird durch einen veränderten Finanzierungsmechanismus unterlegt, der vermehrt eine Kostenerstattung im Rahmen von Wettbewerbspreisen und nicht mehr auf Grundlage individueller Budgetverhandlungen vorsieht. Im Gegensatz zur bisherigen verweildauerabhängigen Vergütung eines Patienten wird dadurch auf eine leistungsorientiertere Vergütung für die Behandlung umgestellt. Die Vergütungsstruktur und die daraus abzuleitende Abrechnung erfolgt somit nicht mehr retrospektiv und anhand der einzelnen Prozeduren und Verweildauern, sondern die Diagnose legt prospektiv fest, welche Vergütung das Krankenhaus für die erbrachten Leistungen erhalten wird.[45]

Im alten Mischsystem[46], der starren Budgetierung nach Bundespflegesatzverordnung und retrospektiver Vergütung, wurden durch die Fortschreibung des Budgets tendenziell Anbieter mit im Vergleich zu ihren Leistungen hohen Budgets, also teure Anbieter, bevorzugt. Insofern konnten diese Anbieter eine starre Budgetierungsphase mit nicht kostendeckenden und nicht leistungsgerechten Budgetveränderungen durch den hier entstandenen finanziellen Spielraum länger überstehen (Mansky 2002). Diese Kliniken profitierten von dem Umstand, dass die Entgelthöhe im alten System in direktem Zusammenhang mit der Verweildauer stand, was künstliche Verweildauerverlängerungen hervorrief, denn im alten System lieferte jeder Pflegetag positive Deckungsbeiträge. Defizite konnten demzufolge theoretisch durch eine Verlängerung des Krankenhausaufenthalts der Patienten ausgeglichen werden. Außerdem waren die Abteilungspflegesätze auch nur Ergebnis einer mehr oder weniger erfolgreichen Verhandlungsrunde der Krankenhäuser mit den Krankenkassen und orientierten sich wenig an den Realkosten (Hensen et al. 2003). Der Krankenhausträger konnte es sich deshalb leisten, die Verschwendung von Produktionsfaktoren bis zu einem gewissen Grad zu tolerieren. Die Verlustrisiken wurden durch die Funktion der Pflegesätze und Fallpauschalen als Abschlagszahlungen auf das vereinbarte Budget nivelliert, was durch die bestehenden Ausgleichsmechanismen für Mehr- oder Minderbelegungen noch verstärkt wurde (Hoffmann 2000). Wenn einige Abteilungen im Haus defizitär arbeiteten, bestand der Anreiz, die Verluste durch Überschüsse in anderen Abteilungen wieder auszugleichen.

Diese Effekte werden durch die neue Vergütungsstruktur weitestgehend ausgeräumt. Der Erlös, den das Krankenhaus von der Krankenkasse erstattet bekommt, ist vorab definiert und

---

[45] Roeder und Rochell (2001) bemerken hierzu, dass der Arzt im DRG-System mit der Kodierung eines Falles gleichzeitig die Rechnung schreibt.

[46] Beim alten Krankenhausfinanzierungssystem handelt es sich um eine Mischform aus Fallpauschalen und Sonderentgelten sowie Abteilungs- und Basispflegesätzen (vgl. Abschnitt 3.1.3).

orientiert sich weitestgehend unabhängig von der Verweildauer an den durchschnittlichen Kosten für einen solchen Fall. Damit wird das finanzielle Risiko der Behandlung auf das Krankenhaus übertragen. Deckt das Entgelt für einen Behandlungsfall nicht die gesamten Kosten, die mit diesem Fall verbunden sind, so entsteht dem Krankenhaus ein Verlust. Im Falle einer kostengünstigeren Leistungserstellung kann die Klinik hingegen Gewinne verbuchen. Da sich DRG-Fallpauschalen nach der endgültigen Implementierung des Systems an den bundesweit durchschnittlichen Fallkosten orientieren, wird zumindest ein Teil der Krankenhäuser bei der Leistungserstellung über diesem Durchschnittswert liegen. Diese Abweichungen werden zwar durch regional unterschiedliche Basisfallpreise und die Berücksichtigung diverser Strukturkomponenten teilweise ausgeglichen, dennoch werden nicht alle Häuser ihre Kosten durch die Erlöse aus DRG-Fallpauschalen decken können. [47] Diese Überlegungen sollen anhand der Abbildung 10 illustriert werden.

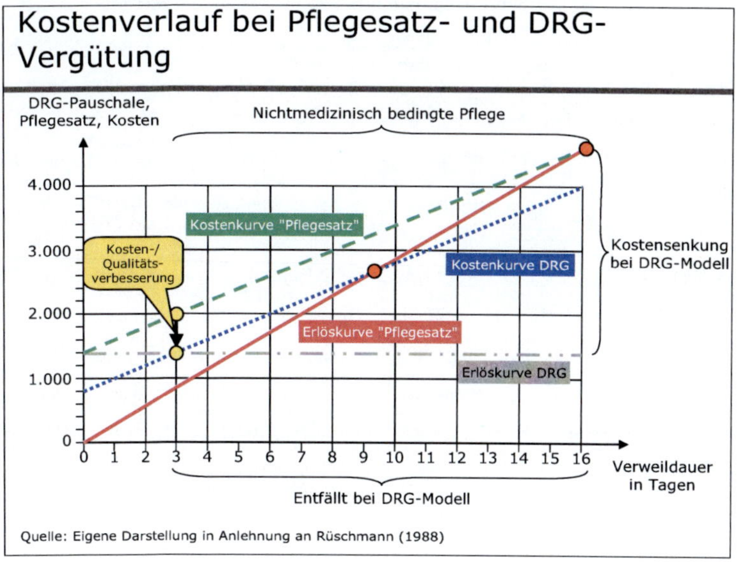

Abbildung 10: Kostenverlauf bei Pflegesatz- und DRG-Vergütung

[47] Dieses Beispiel ist dem Artikel und dem darin beschriebenen realen Fall einer Augenklinik von Rüschmann (1988) entnommen und modifiziert worden.

Auf der Ordinate sind die DRG-Pauschale, Pflegesatz und Kostenverläufe, auf der Abszisse die Verweildauer abgetragen.[48] In diesem Beispiel müsste das Krankenhaus unter dem Pflegesatzsystem zur Erreichung der Rentabilitätsschwelle den Patienten bis zum Tag 16 - Schnittpunkt der Erlös- und Kostenkurve „Pflegesatz“ - im Krankenhaus behalten, wohingegen er in diesem Beispiel aus medizinischer Sichtweise schon nach drei Tagen entlassen werden könnte. Unter der Annahme, dass nun eine Qualitätsverbesserung mit einhergehender Kostensenkung stattfinden würde, könnte die Rentabilitätsschwelle im Schnittpunkt von „Kostenkurve DRG“ und „Erlöskurve Pflegesatz“ wesentlich früher erreicht, und der Patient somit früher entlassen werden. Damit würde die Klinik aber unter dem Pflegesatzsystem ökonomisch „bestraft“, da diese Verbesserung nicht direkt erfolgwirksam realisiert werden kann. Bei einer Neuberechnung der Pflegesätze kann dies sogar zu einer Verringerung des Budgets führen. Unter dem DRG-System hingegen, mit einer flachen Erlöskurve, hätte das Krankenhaus unter Berücksichtigung der Kostendeckung den Patienten im Regelfall nach drei Tagen entlassen, wobei eine noch frühere Entlassung einen zusätzlichen Erlös für das Krankenhaus in Höhe der Differenz von „Erlöskurve DRG“ und „Kostenkurve DRG“ nach sich zöge. Dies zeigt beispielhaft auf, in welchem Umfang die Anreizwirkungen des alten Systems einer nichtmedizinisch bedingten Pflege und damit Ressourcenverschwendung Vorschub leisten können (Rüschmann 1988). Demzufolge liefert das alte System den Entscheidungsträgern im Krankenhaus kaum Anstöße zur Optimierung hinsichtlich des Behandlungsprozesses.

Zusammenfassend kann konstatiert werden, dass die Einnahmen im retrospektiv-prozeduralen Kostenerstattungssystem mit der Zahl und Größe der erbrachten Leistungen wachsen, während im prospektiv-diagnostischen Pauschalvergütungssystem die Einnahmen unabhängig von den tatsächlich erbrachten Leistungen sind. Die Kostendeckung wächst hier allerdings mit einer Verringerung des Umfangs der erbrachten Leistungen.[49] Der präzisen Dokumentation und vollständigen Erfassung aller behandlungsrelevanten Daten kommt nun eine zentrale Bedeutung für die wirtschaftliche Situation des Krankenhauses zu. Die

---

[48] Vereinfachend wird hier unterstellt, dass die Vergütung nach dem alten System lediglich auf dem Pflegesatz beruht. Des Weiteren werden lineare Kostenverläufe angenommen, die normalerweise in den ersten Behandlungstagen progressiv und nach dem Erreichen eines Maximums degressiv verlaufen, so dass die Gesamtkostenkurve eigentlich durch eine progressive Funktion der Verweildauer mit abnehmender Steigung beschrieben wird.

[49] Eichhorn (1979) bemerkt in diesem Zusammenhang, dass für die Finanzierung und Preisbildung im Krankenhaus ein zu starr gehandhabtes Kostendeckungsprinzip mit einer festen Bindung der Pflegesätze an die Kosten im Hinblick auf Leistungswillen und Kostenbewusstsein demotivierend wirkt.

Kodierung wird im Mittelpunkt der Abrechnungsprozesse stehen, da die Diagnose letztlich die Höhe des Entgelts bestimmt. Hier könnte die Vermutung nahe liegen, dass es neben der möglichst genauen Dokumentation in gewissen Fällen sogar zu einer Überkodierung kommt, um das Entgelt je Behandlungsfall zu maximieren. DRG-Fallpauschalen erzeugen somit Anreize, die Patienten derart zu kategorisieren, dass ein möglichst hoher Preis für die Behandlung erzielt wird (Sloan 1991), was im alten System von nachrangiger Bedeutung war.

Auch bezüglich der Zusammensetzung des Patientenklientels erzeugt ein DRG-System bestimmte Anreize. Durch den Wegfall von Erlösausgleichsregelungen resultiert ein ungleich höheres Insolvenz- und Finanzrisiko als im alten System. Dies könnte tendenziell dazu führen, dass Fälle, die mit hohen Beträgen abgerechnet werden können (hohes Relativgewicht) und gleichzeitig weniger schwerwiegende Krankheitssymptome aufweisen (geringer Schweregrad), was einen verhältnismäßig geringeren Ressourceneinsatz zur Folge hat, eher in ein Krankenhaus zur Behandlung aufgenommen werden. Diese „gesunden" Patienten wären aus wirtschaftlichen Gesichtspunkten attraktiver als Fälle mit geringem Relativgewicht (niedrigeres Entgelt) und hohem Schweregrad (relativ hoher Aufwand), was die Entscheider im Krankenhaus dazu verleiten könnte, der Patientenselektion Vorschub zu leisten.[50]

Ein ähnlicher Effekt, den die Krankenhäuser als Kompensationsstrategie einsetzen könnten, läge im Anstieg der Fallzahlen. Ein möglicher Anstieg der Fallzahlen wird durch die systemimmanenten Spezifika des Gesundheitsmarktes ermöglicht. Die Nachfrage des Patienten ist in einem System der Vollkostendeckung völlig unelastisch (Nulltarifmentalität), weil der Nutzen individualisiert, die Kosten aber kollektiviert werden. Durch die asymmetrische Informationsverteilung zwischen Arzt und Patient kommt erschwerend hinzu, dass ersterer seine eigene Nachfrage mehr oder weniger selbst bestimmt, was als „angebotsinduzierte Nachfrage" bezeichnet wird (Breyer und Zweifel 1997). Insofern könnte es passieren, dass überdurchschnittlich viele Anbieter in erster Linie versuchen, ihre Angebote auszulasten und Wirtschaftlichkeitsreserven weitgehend ungenutzt bleiben.

[50] Bei pauschaler Vergütung kann das Phänomen der „schlechten Risiken" auftreten, d. h. es kann zu einer vermehrten Ablehnung von kostenintensiven Patienten kommen, zu deren Heilung Ressourcen eingesetzt werden müssten, die über der abzurechnenden Pauschale lägen (Lauterbach und Lüngen 2000).

Außerdem könnte die fixe Vergütung der Behandlung in Kombination mit dem Anreiz zur Verweildauerkürzung im neuen System Anlass zu einer Leistungs- und Kostenverlagerung in andere Versorgungsbereiche geben, wie bspw. die frühzeitige Überweisung zur Anschlussheilbehandlung. Diese Einrichtungen sind budgetär nicht mittelbar von der Einführung der DRGs betroffen, da die Entgelte weiterhin durch § 115 a SGB V geregelt werden. Die Pflegeeinrichtung, bemüht ihr eigenes Budget nicht auszuweiten, könnte nun ihrerseits den Patienten für weitere Behandlungen zurücküberweisen. Dieses Verhaltensmuster wird als „Drehtüreffekt" bezeichnet. Pro Aufnahme ins Krankenhaus kann eine weitere DRG abgerechnet werden, wodurch die Leistungseinheiten gestückelt und der Erlös je Patient erhöht wird.

Eine unerwünschte Auswirkung der DRG-basierten Vergütung wäre zudem eine Senkung des Ressourcenverbrauchs der Patientenbehandlung über ein medizinisch vertretbares Maß hinaus. Dem Patienten würden medizinisch sinnvolle Leistungen vorenthalten, was zu einer Unterversorgung führen würde. Diese Unterversorgung mit Leistungen würde potenziell eine schlechtere Versorgungsqualität für Patienten bedeuten. Die Vergütung auf der Basis der DRGs könnte einen Anreiz zur Leistungsminimierung pro Diagnose bieten, was die Behandlungsqualität erheblich beeinträchtigen könnte. Krankenhäuser, die sich im verschärften wirtschaftlichen Wettbewerb behaupten müssen, werden versuchen, die gestellten Diagnosen mit möglichst geringem Ressourcenverbrauch zu behandeln. Insofern sind von der Reform nicht nur positive Effekte, sondern auch theoretisch begründbare negative Auswirkungen zu erwarten, die nach Strukturparametern kategorisiert in Tabelle 2 aufgeführt sind:

PARAMETER	Theoretische Anreizwirkung
Kosten/Rentabilität	Kostendämpfung und Rentabilitätsfokus der Krankenhäuser sowie Spezialisierungsbemühungen zur Sicherstellung von Mindestmengen (Economies of Scale)
Verweildauer/Fallzahlen	Verringerung der Verweildauer bei gleichzeitigem Anstieg der Fallzahlen (Kompensationsstrategie)
Kodierung	Kodierung und evtl. Manipulationen als Strategie zur Erlösmaximierung
Patientenselektion/ Leistungsverlagerung	Potenzielle Selektion von Patienten auf der Basis von Ressourceneinsatz und Erlösverhältnis und Leistungsverlagerung in andere Versorgungsbereiche mit anschließender Rücküberweisung („Drehtüreffekt")
Leistungsintensität/ Behandlungsqualität	Abnehmende Behandlungsqualität und Leistungsintensität

Tabelle 2: Theoretische Anreizwirkungen der DRG-Vergütung

Zusammenfassend bedeutet dies, dass anhand der veränderten Anreizwirkungen aus theoretischer Sicht einschneidende Änderungen im deutschen Krankenhaussektor zu erwarten sind. Die Anreizwirkungen aus Tabelle 2 sollen nun in den folgenden Abschnitten methodisch untersucht und in einem späteren Teil mit empirischen Erfahrungen aus anderen Ländern abgeglichen werden. Hierbei werden die Parameter Kosten und Kodierung durch die Abschnitte 4.4.1 und 4.5.2 untersucht, die Parameter Verweildauer und Fallzahlen in Abschnitt 4.4.1 und die Parameter Patientenselektion/Leistungsverlagerung werden in Abschnitt 4.4.2 examiniert. Zu den Einflussgrößen Leistungsintensität und Behandlungsqualität kann aufgrund des vorliegenden Datenmaterials keine eigene empirische Analyse folgen.

4.2 Übersicht Datenbasis

Im folgenden Teil der Arbeit sollen nach der Beschreibung und Bereinigung der Datenbasis die angewandten statistischen Methoden beschrieben werden, die im Ergebnisteil in Kapitel 5 Antworten auf große Teile der in Tabelle 2 postulierten Anreizwirkungen eines Fallpauschalen-Vergütungssystems geben sollen. Abbildung 11 verdeutlicht die methodische Vorgehensweise, deren Resultate in entsprechender Reihenfolge im Ergebnisteil dargelegt werden.

Zuerst folgt die Kurzdarstellung der deskriptiven Statistik, deren Aufgabe in der Beschreibung und Vorstellung von Daten bestehen soll. Des Weiteren sollen mit der deskriptiven Statistik Besonderheiten in den Datenstrukturen aufgezeigt werden, die dann den Übergang zur analytischen/induktiven Statistik ab Abschnitt 4.4 bilden. Hier werden mit den Analysen des Mittelwerttests in Verbindung mit der Differenzenmethode („Difference-in-Differences Approach“), der Zeitreihenanalyse zur Identifikation eines „Drehtüreffekts“ und einem Ansatz zur Messung der Leistungsausgabenverschiebung Schlussfolgerungen aus den Daten gezogen. Die Aufgabe der hier verwendeten Methoden besteht demnach darin, mit Hilfe der Wahrscheinlichkeitsrechnung aus dem statistischen Material Rückschlüsse auf die Grundgesamtheit zu ziehen, indem Wahrscheinlichkeiten geschätzt oder Hypothesen getestet werden.

Untersuchungsstufe A (Gliederungsabschnitt 4.2)	
Hauptziel:	**Übersicht der Datenbasis**
Vorgehen:	4.2.1: Beschreibung der Datenbasis und des Analysezeitraumes 4.2.2: Datenbereinigung

↓

Untersuchungsstufe B (Gliederungsabschnitt 4.3)	
Hauptziel:	**Darstellung der Datenbasis durch eine deskriptive Statistik**
Vorgehen:	4.3.1: Messung von Häufigkeiten(Lagemaße, Streuung) sowie Darstellung des Zeitverlaufs von Strukturparametern

↓

Untersuchungsstufe C (Gliederungsabschnitt 4.4)	
Hauptziel:	**Schlussfolgerungen aus den Daten durch eine analytische/induktive Statistik**
Vorgehen:	4.4.1: Mittelwerttest zur Messung eines Strukturbruchs in den Parametern 4.4.2: Zeitreihenanalyse zur Messung von „Drehtüreffekt"/Rehospitalisierung

↓

Untersuchungsstufe D (Gliederungsabschnitt 4.5)	
Hauptziel:	**Analyse der Leistungsausgabenverschiebung durch eine Szenarioberechnung**
Vorgehen:	4.5.1: Integration der Datenquellen 4.5.2: Simulationsberechnung dreier Szenarios zur Messung der Leistungsverschiebung

Abbildung 11: Methodische Vorgehensweise

4.2.1 Beschreibung Datenbasis und Analysezeitraum

Die Datenbasis zu den vorliegenden Analysen bilden die von der Innungskrankenkasse Baden-Württemberg (IKK BW) anonymisiert zur Verfügung gestellten Krankenhausfälle im Zeitraum vom 01.01.2002 bis zum 30.06.2003. Die IKK BW wurde aufgrund von drei Kriterien für dieses Forschungsvorhaben als repräsentativ einzustufende Krankenkasse ausgewählt. Zum einen sollten die Fälle nach den Bestimmungen der gesetzlichen Pflegeleistung abgerechnet werden, was bei der IKK BW als Mitglied im GKV-Verbund gewährleistet ist. Die IKK-Gemeinschaft umfasst 22 Innungskrankenkassen, von denen zwölf Funktionen eines Landesverbandes wahrnehmen, zu denen auch die IKK BW zählt. Jedes dieser Unternehmen ist autonom und hat eine eigene Finanz- und Personalhoheit. Die IKK-Landesverbände sind als selbstverwaltete Körperschaften öffentlichen Rechts dafür verantwortlich, dass den Mitgliedern oder Versicherten der IKK medizinische Leistungen im Rahmen des GKV-Katalogs zur Verfügung stehen. Die IKK-Landesverbände kaufen medizinische Leistungen ein und schließen Verträge mit den Kassenärztlichen Vereinigungen, den Krankenhausträgern und anderen medizinischen Leistungserbringern.

Zum zweiten sollte die Stichprobe mindestens 5% der relevanten Grundgesamtheit repräsentieren. Zum 1. Juni 2003 waren in der IKK, ursprünglich im Handwerk gegründet, bundesweit 3.097.680 Mitglieder und 4.419.707 Personen versichert, was einem Marktanteil von etwa 6,1% entspricht (Statistisches Bundesamt 2003). Die IKK BW hatte zum 01.09.2003 insgesamt 446.186 Mitglieder und 221.140 Familienversicherte. Diese 667.326 Versicherten korrespondieren mit einem Marktanteil von 6,1% in Baden-Württemberg. Somit ist auch das zweite Kriterium durch die IKK BW erfüllt. Als dritte Voraussetzung sollte sichergestellt werden, dass in der untersuchten Region mindestens eine dem Bundesdurchschnitt entsprechende Anzahl von Krankenhäusern nach dem neuen System abrechnet, um die Analyse von Früheffekten auf eine solide statistische Basis zu stellen.

Krankenhausfall / Variable	Fall 1	Fall 2	......	Fall 177.336
Anonymisierte Patientennummer				
Aufnehmendes/Behandelndes Krankenhaus				
DRG-Optionskrankenhaus				
Geburtsjahr				
Geschlecht				
Aufnahmedatum				
Entlassungsdatum				
Fachabteilungskode				
Bezeichnung der Fachabteilung				
Verweildauer				
Diagnose/ Klassifizierung (ICD/OPS bzw. DRG)				
Diagnosetext				
Kosten				

Tabelle 3: Variablen der Datenbasis

Baden-Württemberg ist in diesem Zusammenhang als ein vorbildliches Land hinsichtlich der DRG-Einführung zu betrachten, da im Juni 2003 schon 95 der insgesamt 182 Optionshäuser nach DRGs abrechneten (Leber und Malzahn 2003), was bezogen auf die Gesamtzahl von 321 Krankenhäusern einem Anteil von etwa 30% entspricht. Der Bundesdurchschnitt lag zu diesem Zeitpunkt im Vergleich nur bei etwa 18% (Leber und Malzahn 2003), womit die dritte Voraussetzung ebenfalls erfüllt ist und eine Repräsentativität der Datenbasis garantiert. In einer Gesamtbetrachtung besteht die Hauptdatenbasis unbereinigt aus 177.336 Einzelfällen, zu denen jeweils Informationen zu den in Tabelle 3 dargestellten Variablen vorlagen

Hieraus ist ersichtlich, dass die Rohdaten in einer 13 mal 177.336 Matrix insgesamt 2.305.368 Einträge umfassen.[51] Die Datenbasis umfasst insgesamt Fälle aus 1.702 Krankenhäusern, von denen sich 264 oder 15,5% in Baden-Württemberg befinden. Die restlichen 84,5% der Kliniken verteilen sich auf das ganze Bundesgebiet. Schwerpunkt der Analyse bilden jedoch die Häuser in Baden-Württemberg, aus denen insgesamt 161.932 Fälle eingingen, von denen 104.256 (58,8% der Gesamtfälle) nach Bundespflegesatzverordnung (BPflV) und 57.676 (32,5% der Gesamtfälle) nach DRGs abgerechnet wurden. Im Verhältnis zu den insgesamt rund 1,8 Mio. Fällen in Baden-Württemberg im Jahr 2002 (Statistisches Bundesamt 2003) bedeutet dies, dass in diese Arbeit ca. 6% der Gesamtfälle dieses Bundeslandes in die Analyse miteinfließen, was wiederum dem zugrundliegenden Marktanteil der IKK BW entspricht. Die restlichen 15.404 (8,7%) Fälle waren auf das übrige Bundesgebiet verteilt (s. Tabelle 4).

	Krankenhäuser insgesamt (davon DRG-Anwender)	Fälle BPflV	Fälle DRG	Fälle gesamt
Baden-Württemberg	264 (90)	104.256	57.676	161.932
Restliches Bundesgebiet	1438 (0)	15.404	0	15.404
Gesamt	1702 (90)	119.660	57.676	177.336

Tabelle 4: Aufteilung der analysierten Fälle nach Krankenhäusern und Abrechnungsart

[51] Die in dieser Arbeit vorgestellten Berechnungen wurden alle mit Hilfe des ökonometrischen Programmes EViews, Version 3.1, der statistischen Software SPSS 11.0 und dem Datenbankprogramm MS Access, Version 9.0, durchgeführt.

Die o. g. Hauptdatenbank wurde ergänzt durch die L4-/L5-Statistik der IKK BW nach § 15 Abs. 2 Nr. 1 BPflV, in der alle Diagnose und Operationsstatistiken nach § 17 Abs. 4 Satz 5 durch die Krankenhäuser übermittelt werden. Diese Datenbank enthält weitere 665.658 Einträge, in denen anonymisierte, abteilungsbezogene Diagnosestatistiken je Krankenhaus enthalten sind. Diese sind nach der Internationalen Klassifikation der Krankheiten (ICD) mit Angaben zu Verweildauer und Alter der Patienten geschlüsselt und geben an, ob der Patient im Zusammenhang mit der Hauptdiagnose operiert wurde. Diese Informationen wurden benutzt, um den prozentualen Anteil der IKK BW in den Krankenhäusern je Fachabteilung zu ermitteln, so dass der Anteil der in der Datenbasis enthaltenen Fälle auf das Gesamtvolumen der jeweiligen Kliniken umgerechnet werden konnte. Außerdem wurden vom IKK Landesverband Datenbanken zur Verfügung gestellt, die die krankenhausindividuell vereinbarten Case-Mix-Indizes und Basisraten für 2003 sowie die Unterteilung in Haupt- und Belegabteilungen beinhalten, was vor allem für die Simulationsrechnung in Abschnitt 4.5 von Bedeutung ist.

4.2.2 Datenbereinigung

Die Datenbereinigung stellt bei einer Datenbank großen Umfangs eine unumgängliche Maßnahme zur Qualitätssicherung einer Untersuchung dar. Hierzu wurden drei Hauptschritte unternommen: Im ersten Schritt wurde der in Tabelle 3 skizzierte Hauptdatensatz von unvollständigen Datenmatrizen bereinigt. Zur Bereinigung von Datensätzen aufgrund von fehlenden Daten (sog. Missing Values) existieren in der Literatur verschiedene Ansätze.[52] In der vorliegenden Arbeit wurde das Verfahren der „listwise deletion" gewählt. Hierbei wurden sämtliche Fälle aus dem Datensatz ausgeschlossen, die Missing Values aufwiesen. Der Nachteil dieses Verfahrens in Form der Reduzierung des Datenumfanges fällt hier aufgrund der geringen Anzahl von 2.659 Fällen oder 1,5% der Gesamtdaten nicht weiter ins Gewicht, da davon auszugehen ist, dass die Bereinigung unsystematisch erfolgt. Da in dieser Arbeit keine Aussagen über Individuen, sondern über Trends in Gruppen getroffen werden sollen, gleichen sich Datenbereinigungen nach dem Prinzip des Fehlerausgleichs aus (Madow et al. 1983).

[52] Einen detaillierten Überblick über das Problem der Datenbereinigung geben Madow et al. (1983).

Im zweiten Schritt wurde eine Plausibilitätsprüfung vorgenommen, die sich darauf konzentrierte, Kodierungsfehler und extreme Ausreißer zu entfernen. Hierbei wurden die folgenden pauschalen Bereinigungen durchgeführt:[53]

- Fälle mit negativen Kosten und <10 Euro oder > 100.000 Euro
- Fälle mit negativer Verweildauer
- Fälle mit Geburtsjahren in der Zukunft

was weitere 1.046 oder 0,6% der Gesamtdaten eliminierte.

Im dritten Schritt wurden 7.315 Fälle oder 4,1% der Gesamtdaten aus den Häusern oder Fachabteilungen Allgemeine Psychiatrie, Kinder- und Jugendpsychiatrie und der Psychosomatik/Psychotherapie ausgeschlossen. Dies geschieht vor dem Hintergrund, dass die Psychiatrie gemäß dem 12. Gesetz zur Änderung des SGB V vorerst nicht in das DRG-Fallpauschalensystem einbezogen wird, da das Vorliegen starker Verweildauer- und Kostenschwankungen bei gleichen Diagnosen eine homogene Abbildung dieser Krankheiten nicht ermöglicht. Außerdem wurden mit dem Fallpauschalengesetz Einrichtungen der Psychosomatik und der Psychotherapeutischen Medizin von der Einführung ausgenommen, um der Gefahr medizinisch nicht begründeter Verlegungen an den Schnittstellen von Psychosomatik und Psychotherapie einerseits und zur Psychiatrie andererseits vorzubeugen.

Insgesamt wurde die Datenbank um 11.020 (6,2%) Fälle bereinigt, so dass in die Analyse noch 166.316 individuelle Krankenhausfälle aus dem Zeitraum vom 01.01.2002 bis zum 30.06.2003 miteinbezogen werden können. Durch den Ausschluss von lediglich 6,2% der Fälle wird die Repräsentativität der Datenbasis nicht beeinflusst.

4.3 Deskriptive Statistik

4.3.1 Mittelwerte und Streuung

Im hier folgenden Unterpunkt sollen zunächst anhand der Parameter Kosten, Fallzahlen und Verweildauern die Strukturdaten der untersuchten Krankenhäuser mit den klassischen statistischen Kenngrößen wie dem (geometrischen) Mittelwert, den respektiven Standardab-

[53] In Anlehnung an die Systematik des InEK (2002) bei der Kalkulation der ersten deutschen Bewertungsrelationen für das G-DRG System.

weichungen und den zugrundeliegenden Verteilungen dargestellt werden.[54] Der Grund, warum hier für einige Variablen das geometrische Mittel (GM) gewählt wurde, liegt darin, dass das GM weniger ausreißerempfindlich ist als das arithmetische Mittel (AM). Damit wird gewährleistet, dass die „Ausreißer" - d. h. Patienten in der Stichprobe mit im Verhältnis zum Durchschnitt sehr hoher Verweildauer - weniger Einfluss auf die Berechnung des Mittelwerts haben (Schilz und Schmidt 2002, InEK 2002). Das GM wird vor allem dann zur Verwendung empfohlen, wenn die Unterschiede zwischen den Merkmalswerten nicht durch die Differenz, sondern durch das Verhältnis charakterisiert wird (Hochstädter 1991), was hier bei der Einheit Tage oder Euro mit einer Verhältnisskala der Fall ist.

Hinzuzufügen ist, dass im Unterschied zu den australischen AR-DRGs auch in der Kalkulation der ersten deutschen Bewertungsrelationen geometrische Verweildauern und Kosten berechnet wurden (Fürstenberg et al. 2003). Insbesondere beim Vergleich der im G-DRG-Katalog genannten mittleren Verweildauern mit klinikindividuellen Verweildauern ist daher auf die korrekte Berechnung des geometrischen Mittels zu achten.

Das GM ist wie in Gleichung (I) beschrieben die n-te Wurzel aus dem Produkt aller n Fälle.

$$\text{(I)}\ GM = \overline{X}_{GM} = \sqrt[n]{x_1 \cdot x_2 \cdot \ldots \cdot x_n} = \sqrt[n]{\prod_{i=1}^{n} x_i}$$

Durch Logarithmieren dieser Beziehung erhält man die Beziehung (II).

$$\text{(II)}\ \log \overline{X}_{GM} = \frac{1}{n}\sum_{i=1}^{n} \log x_i$$

Letztendlich ist der Logarithmus des GM gleich dem AM der einzelnen Logarithmen der Merkmalswerte x (Neubauer 1991).

Der Beschreibung der Verteilung der Stichprobe dient zum einen der Quotient aus geometrischem und arithmetischem Mittelwert, der Symmetriekoeffizient, der noch mit 100 multipliziert wird. Ein niedriger Quotient entspricht hier einer großen Streuung der Stichprobe. Zum anderen wird ein weiteres dimensionsloses Verteilungsmaß gemessen, mit dem die relative Streuung verglichen werden kann, der Variationskoeffizient. Dieser wird durch den Quotien-

[54] In der Analyse werden die Betriebs- und Geschäftsgeheimnisse der einzelnen Krankenhäuser nach § 67 Abs. 1 SGB X gewahrt, die unter das Sozialgeheimnis nach § 35 SGB I fallen.

ten aus Standardabweichung und arithmetischem Mittel gebildet und anschließend mit 100 multipliziert wird. Ein niedrigerer Variationskoeffizient der Stichprobe A im Vergleich zu Stichprobe B impliziert, dass die Streuung in der Stichprobe A kleiner ausfällt als in der Stichprobe B (Hochstädter 1991). Letztendlich sollten beide Koeffizienten ein stringentes Resultat erbringen. Darüber hinaus sollen auch die minimalen und maximalen Werte der jeweiligen Parameter angeführt werden, was einen Indikator hinsichtlich der Streuung der Stichproben darstellt.

Mit dem GM und dem AM und der Standardabweichung des AM als Kennzahlen wird demnach die Lage der Stichproben beschrieben, während die minimalen und maximalen Ausprägungen in Verbindung mit dem Variations- und Symmetriekoeffizienten die Streuung der Parameter beschreiben, wodurch eine umfassende Beschreibung der Werte gewährleistet wird. Anschließend werden dann die o. g. Parameter im Zeitverlauf des Erhebungszeitraumes dargestellt, um etwaige Trends oder Auffälligkeiten zu identifizieren, die in den folgenden Abschnitten der induktiven Statistik getestet werden sollen.

4.4 Analytische/induktive Statistik

4.4.1 Strukturbruch - Mittelwerttest

Eine der wichtigsten Fragen, die im Zusammenhang mit der Einführung der G-DRGs in Deutschland immer wieder gestellt wird, ist, inwiefern sich Strukturparameter wie durchschnittliche Verweildauer, Kosten oder Fallzahlen unter den neuen Anreizbedingungen verändern. Bislang wurde hierüber immer nur spekuliert und auf selektiv angeführte Erfahrungen in anderen Ländern verwiesen. Ziel der vorliegenden Analyse ist es daher herauszufinden, ob in Deutschland seit der Einführung der G-DRGs ein struktureller Bruch in den Parametern Verweildauer, Kosten und Fallzahlen stattgefunden hat, oder ob sich eine strukturelle Stabilität abzeichnet. Das inhaltliche Interesse bezieht sich demnach darauf, einen Wechsel in der Beziehung zwischen den beobachteten Größen nachzuweisen. Untersucht man beispielsweise die Abhängigkeit der Fallzahlen von dem Vergütungssystem, so kann herausgefunden werden, ob sich dieser Zusammenhang aufgrund einer Veränderung der Rahmenbedingungen ergeben hat. Würde dann die Methodik einen Strukturbruch aufdecken, so hieße dies, dass sich die Parameter im Vergleich zu den vorherigen Bedingungen signifikant verändert haben.

Über diese Hypothese soll ein sogenannter t-Test bei unabhängigen und gepaarten Stichproben Aufschluss geben.

Das allgemeine Ziel statistischer Tests ist es, mit Hilfe von Stichproben Hypothesen und Vermutungen über Grundgesamtheiten zu prüfen (Neubauer 1991). Die abzuleitende Hypothese auf Basis der in Tabelle 2 formulierten Anreizwirkungen lautet, dass die optionale DRG-Einführung zwischen Optionshäusern und den nichtoptierenden Kliniken zu unterschiedlichen Verschiebungen in den Strukturparametern Verweildauer (Tage), Kosten (Euro) und Fallzahlen (Anzahl) geführt hat. Zu diesem Zweck sollen hier im ersten Schritt die (geometrischen) Mittelwerte der Verweildauern und Kosten aus dem ersten Halbjahr 2002 und 2003 innerhalb der beiden Krankenhausgruppen abgeglichen werden. Die Fallzahlen werden in diesem ersten Schritt aufgrund der verschiedenen Gruppengrößen noch nicht auf den Strukturbruch getestet.

Die sogenannte Nullhypothese (III) in diesem ersten Schritt formuliert hier, dass die Strukturparameter sich innerhalb der Gruppen nicht unterscheiden bzw. zwischen den Parametern kein signifikanter Unterschied vorliegt:

$$\text{(III)}\ H_0 : \mu_{N(VD,KOS)}(2002{,}2003) - \mu_{J(VD,KOS)}(2002{,}2003) = 0$$

während die Alternativhypothese (IV) das Gegenteil formuliert:

$$\text{(IV)}\ H_A : \mu_{N(VD,KOS)}(2002{,}2003) - \mu_{J(VD,KOS)}(2002{,}2003) \neq 0$$

mit μ=(Geometrischer) Mittelwert, VD=Verweildauer, KOS=Kosten, J=DRG-Optierer und N=DRG-Nichtoptierer in den Perioden 2002 und 2003.[55]

[55] Mit der Formulierung der Nullhypothese wird prinzipiell versucht, diese abzulehnen, um so die Alternativhypothese mit statistischer Wahrscheinlichkeit auf einem hier gewählten Niveau von 95% anzunehmen. Der Grund für diese Vorgehensweise liegt in der grundsätzlichen Untauglichkeit aller Testverfahren, den β-Fehler zu quantifizieren. Der β-Fehler (Fehler 2. Art) tritt dann auf, wenn die Nullhypothese tatsächlich falsch ist, aber aufgrund der Stichprobenwerte angenommen wird, wodurch die Nullhypothese fälschlicherweise angenommen wird. Die Wahrscheinlichkeit, einen Fehler 2. Art zu vermeiden wird als Testschärfe oder Teststärke bezeichnet. Der α-Fehler (Fehler 1. Art) tritt dann auf, wenn die Nullhypothese tatsächlich der Wahrheit entspricht, aber aufgrund der Stichprobenwerte abgelehnt wird, wodurch die Nullhypothese fälschlicherweise verworfen wird. Jedoch ist immer ungewiss mit welcher Wahrscheinlichkeit eine Nullhypothese fälschlicherweise akzeptiert wird, denn zu dieser Quantifizierung müsste die wahre Verteilung und damit auch μ und σ der Grundgesamtheit bekannt sein (Hochstädter 1991). Wären diese Größen jedoch bekannt, wäre es unsinnig, einen Test durchzuführen. Die Wahrscheinlichkeit, einen β-Fehler zu vermeiden, lässt sich in der Praxis also nicht berechnen, was zu dem oben beschrieben Verfahren bei der Hypothesenformulierung führt (Neubauer 1991).

Insgesamt werden für die beiden Perioden die gleichen zwei Strukturparameter für die zwei Gruppen von Krankenhäusern gegenübergestellt, was die Notwendigkeit von insgesamt vier Tests begründet.[56] Hierbei handelt es sich um einen Test unabhängiger Stichproben, denn die grundlegende Frage lautet, ob die (geometrischen) Mittelwerte zweier Grundgesamtheiten, denen die Stichproben J und N entnommen wurden, signifikant verschieden sind.

Die Voraussetzungen hierbei sind mindestens intervallskalierte Daten, was hier mit verhältnisskalierten Größen der Fall ist (Hochstädter 1991). Außerdem geht der Test von einer Normalverteilung der Mittelwertdifferenzen aus (Kreyszig 1991). Für die Varianz gilt, dass sowohl identische als auch unterschiedliche Verteilungen vorliegen können, wobei letzteres ein strengeres Prüfkriterium bildet, weswegen es hier Anwendung finden soll (Brosius 2002). Die Voraussetzung der Normalverteilung der Mittelwertdifferenzen ist unter Bezugnahme auf den zentralen Grenzwertsatz gegeben. Dieser besagt, dass aus unabhängigen, identisch verteilten Grundgesamtheiten von beliebiger Verteilungsform Stichproben des Umfanges n mit dem Mittelwert μ approximativ normalverteilt sind. Approximativ heißt, dass die Näherung nur ab einem gewissen n gilt. Für symmetrische Verteilungen gilt, dass die Mittelwerte ab n=30 annähernd gleichverteilt sind (Kreyszig 1991), was hier mit ca. 300 Beobachtungen pro Tag der Fall ist.

Die empirische Teststatistik (V), die mit dem Wert der kritischen Teststatistik verglichen werden muss, lautet wie hier exemplarisch am Beispiel der Verweildauer in 2002 dargestellt:

$$(V)\ t_{EMP} = \frac{\left|\mu_{VD2002}(N) - \mu_{VD2002}(J)\right|}{STD_{\mu_{VD2002}(N)-\mu_{VD2002}(J)}} \cdot \sqrt{\frac{n}{2}}$$

mit n=Anzahl der Beobachtungen und STD=Standardabweichung des Mittelwertes.

Die kritische Teststatistik (VI) wird aus den üblichen Testtabellen entnommen und lautet

$$(VI)\ t_{KRIT} = t_{\alpha/2;2n-2},$$

mit α als Irrtumswahrscheinlichkeit und 2n-2 Freiheitsgraden.

---

56 Die Nichtoptierer außerhalb Baden-Württembergs finden in der vorliegenden Analyse keine Berücksichtigung, da für diese Gruppe zum einen keine Kontrollgruppe von Optionshäusern vorliegt und zum anderen die Anzahl der Fälle nicht ausreicht, um eine Repräsentativität zu gewährleisten.

Sollte die empirische Teststatistik den kritischen Wert übersteigen, dann ist die Nullhypothese abzulehnen und vice versa.

Ein weiterer Test soll mit der sogenannten Differenzenmethode („Difference-in-Differences Approach) erfolgen, der in einem anderen Zusammenhang, der Evaluierung von Arbeitsmarktprogrammen, erstmalig von Heckman und Hotz (1989) angewendet wurde. Die Grundidee dieser Methode liegt darin, nicht mehr die einzelnen Parameter zu testen, sondern die jeweiligen Abweichungen von zwei Gruppen im Zeitverlauf zu bewerten.

Dies würde im vorliegenden Fall bedeuten, dass die Abweichung der Parameter zwischen den Optionshäusern (J) und den Nicht-Teilnehmern (N) in Periode 1 mit der in Periode 2 verglichen und auf ihre statistische Signifikanz hin überprüft wird. Es wird also verglichen, wie sich die Entwicklung der beiden Gruppen unterscheidet und zwar vor und nach der Teilnahme am DRG-Optionsjahr, so dass Nicht-Teilnehmer als Kontrollgruppe für die Teilnehmer benutzt werden. Dieser Vergleich findet für die drei Strukturparameter Verweildauer, Kosten und Fallzahl statt. Letztendlich soll in diesem Zusammenhang identifiziert werden, ob sich eine Verschiebung der Differenzen in den Strukturparametern andeutet.

Der entscheidende Vorteil liegt darin, dass hier für unbeobachtete zeitkonstante Faktoren kontrolliert wird und dass eine weitere Dimension in die Analyse gelangt, da hier die Abweichungsanalyse der Gruppen untereinander und nicht mehr nur der Strukturbruch selbst innerhalb der eigenen Zeitreihe getestet wird. Die Nullhypothese wird in diesem Fall umformuliert, so dass der getestete Parameter am Beispiel der Verweildauer lautet:

$$\text{(VII)}\ H_0 : \Delta t_1(\mu_{VD2002}(N) - \mu_{VD2002}(J)) = \Delta t_2(\mu_{VD2003}(N) - \mu_{VD2003}(J)) \vee \Delta t_1 - \Delta t_2 = 0$$

mit Δ als Wert der Abweichung der Strukturdaten in der jeweiligen Periode.

Die Alternativhypothese würde dann wieder äquivalent zu den Gleichungen (III) und (IV) lauten, dass die Differenz ungleich Null ist. Dieser Test macht keine Vorhersagen über die Richtung der potenziellen Abweichung der Parameter voneinander, so dass hier ein zweiseitiger oder offener Test vorliegt. Die verwendete Methode ist wie oben erwähnt der sogenannte „t-Test bei gepaarten Stichproben", der dem Prinzip der induktiven Statistik mit zwei Gruppen folgt. Dieser Test findet in diesem Beispiel Anwendung, weil zwischen den Stichproben eine kausale Abhängigkeit besteht. Die Voraussetzungen hierbei sind mindestens intervallskalierte Daten, was hier mit verhältnisskalierten Größen der Fall ist (Hochstädter 1991). Außerdem geht der Test von einer Normalverteilung der Mittelwertdifferenzen aus, während die Verteilung der Varianz hier keine Rolle spielt (Kreyszig 1991). Die erstgenannte Voraussetzung ist wie oben erwähnt unter Bezugnahme auf den zentralen Grenzwertsatz gegeben.

Die empirische Teststatistik (VIII), die mit dem Wert der kritischen Teststatistik verglichen werden muss, lautet:

$$\text{(VIII)}\ t_{EMP} = \frac{|\Delta t_1 - \Delta t_2|}{STD_{\Delta t_1 - \Delta t_2}} \cdot \sqrt{n}\,,$$

$$\text{mit}\ \Delta t_1 - \Delta t_2 = \frac{1}{n}\sum_{i=1}^{n}((VD_{2002}(N) - VD_{2002}(J)) - (VD_{2003}(N) - VD_{2003}(J)))\,,$$

und $\Delta t_1 - \Delta t_2$ als der mittleren Differenz sowie n als Anzahl der Beobachtungen.

Die kritische Teststatistik wird aus den üblichen Testtabellen entnommen und lautet:

$$\text{(IX)}\ t_{krit} = t_{\alpha/2;n-1}\,,$$

mit α als Irrtumswahrscheinlichkeit und n-1 Freiheitsgraden.

In beide o. a. Tests, in denen die beiden Gruppen (J=Optierer, N=Nichtoptierer) zwischen dem ersten Halbjahr 2002 und 2003 auf Unterschiede in den Strukturparametern hin untersucht wurden, gehen jeweils 180 Beobachtungen ein. Als Signifikanzniveau wird hier mit α=0,05 das 95%-Intervall gewählt, wodurch sich bei einem beidseitigen Test ein kritischer t-Wert von 1,96 ergibt.

4.4.2 Rehospitalisierung - Zeitreihenanalyse

In Tabelle 2, wo die Anreizwirkungen des neuen Vergütungssystems vorgestellt wurden, war eine der Aussagen, dass die fixe Vergütung der Behandlung in Kombination mit dem Anreiz zur Verweildauerkürzung im neuen System Anlass zu einer Leistungs- und Kostenverlagerung in andere Versorgungsbereiche wie der Anschlussheilbehandlung geben könnte. Die Pflegeeinrichtung könnte nun ihrerseits den Patienten für weitere Behandlungen zurücküberweisen, was zu höheren Rehospitalisierungsquoten und somit zu Mengenausweitungen führen kann, denn pro Aufnahme ins Krankenhaus kann eine weitere DRG abgerechnet werden, wodurch die Leistungseinheiten gestückelt und der Erlös je Patient erhöht wird. Dieses Verhaltensmuster der intersektoralen Überweisungskreisläufe wird als „Drehtüreffekt" bezeichnet.

Das Vorhandensein dieses Effektes soll hier anhand einer Zeitreihenanalyse untersucht werden, die Aufschluss geben soll, ob die Optionshäuser im Jahr 2003 im Vergleich zu 2002 vermehrt Wiedereinweisungen verzeichnen. Hierbei werden für den Zeitraum vom 01.03.2002 bis 30.06.2003 die Wiedereinweisungen als Anteil an den Gesamtpatienten auf Wochenbasis in der Zeitreihe examiniert, was eventuellen Verzerrungen durch divergierende Fallzahlen vorbeugen soll. Die ersten beiden Monate des Kalenderjahres 2002 werden hier ausgelassen, da in diesem Zeitfenster zunächst hauptsächlich Wiedereinweisungen aus dem vorangegangenen Jahr erfolgen. Innerhalb dieser ca. 60 Tage zeigt sich erfahrungsgemäß, dass die Rate der Rehospitalisierung - für Akut-Krankenhäuser und Rehabilitationseinrichtungen - bei kumulativ 30% liegt (Braun und Müller 2003) und nicht wesentlich weiter ansteigt, so dass dieser Zeitraum als Abgrenzungspunkt gewählt wurde.

Dies hat zur Folge, dass insgesamt 32.250 Fälle aus dem Jahr 2002 und 18.281 Fälle aus dem Jahr 2003 in die Untersuchung miteinbezogen werden konnten. Die Vorgehensweise zur Modellierung der Zeitreihe und zur Überprüfung der Veränderungshypothese, ob sich ein „Drehtüreffekt" nach DRG-Einführung einstellt, ist in Abbildung 12 dargestellt.

Untersuchungsstufe A	
Hauptziel:	**Überprüfung der Stationaritätsbedingungen der Zeitreihe**
Vorgehen:	Tests auf Stationarität - Augmented Dickey Fuller-Test und Phillips Perron-Test

↓

Untersuchungsstufe B	
Hauptziel:	**Modellierung einer univariaten Zeitreihenanalyse durch I-S-D Schema**
Vorgehen:	Identifikation eines möglichen zugrundeliegenden ARMA-Modells Schätzung der Modellparameter Diagnose und Beurteilung des Modells

Abbildung 12: Ablauf der Zeitreihenanalyse

Im Prinzip handelt es sich bei der Zeitreihenanalyse um eine Methode, die die Beschreibung und Prognose einer zeitlich geordneten Folge von Werten leisten soll. Im Unterschied zu den meisten anderen Modellen der Regressionsanalyse wird versucht, die abhängige Variable durch eigene Vergangenheitswerte und Zufallsschocks zu beschreiben. Hierzu muss zunächst im ersten Abschnitt überprüft werden, ob die untersuchte Zeitreihe die Eigenschaften einer stationären Zeitreihe aufweist. Dies ist unabdingbar, da bei Nichtvorhandensein von Stationarität die Annahmen zur Regressionsanalyse verletzt werden und deren Berechnung zu Verzerrungen der Parameter und somit der Signifikanz führen würde, denn die Zeitreihenanalyse beruht auf der Vorstellung, dass die Realisationen eines stochastischen Prozesses[57] zu verschiedenen Zeitpunkten voneinander abhängen.[58] Sollten die Ergebnisse einen nichtstationären Prozess offenbaren, dann müssen die ersten Differenzen der Zeitreihe gebildet und der Test nochmals durchgeführt werden, bis Stationarität vorliegt. Bei einmaligem Differenzieren würde die Zeitreihe dann als integriert erster Ordnung bezeichnet werden.

Die Voraussetzungen für einen stationären Prozess (Hamilton 1994) sind definiert durch die Gleichungen (X-XII):

(X) Konstanter Erwartungswert => $E(Y_t) = \mu$

(XI) Konstante Varianzen => $Var(Y_t) = E\,(Y_t - \mu)^2 = \sigma^2$

(XII) Zeitunabhängige Autokovarianzen => $Cov_k = E[(Y_t-\mu)(Y_{t+k}-\mu)]$

Letztendlich bedeutet dies, dass Erwartungswert und Varianz einer Zeitreihe konstant über die Zeit verlaufen und die Kovarianzen nur von der Zeitspanne zwischen t und k, aber nicht vom Zeitpunkt, zu dem t und k gewählt werden, abhängig sind. Anders ausgedrückt besagt die Annahme der Stationarität, dass die gemeinsame Verteilung - beschrieben durch (X)-(XII) - im zur Verfügung stehenden Zeitfenster typisch für die gesamte Zeitreihe ist.

Um zu entscheiden, ob eine bestimmte Zeitreihe stationär oder nichtstationär ist, sollen zwei Tests auf Einheitswurzeln (Unit Root), der Augmented Dickey Fuller-Test (ADF) und der Phillips Perron-Test (PP), durchgeführt werden, die als Nullhypothesen einen bestimmten nichtstationären Prozess annehmen und zur Konstruktion ein Alternativmodell schätzen, welches den nichtstationären Prozess als Spezialfall enthält. Der ADF-Test und der PP-Test unterscheiden sich darin, dass der ADF-Test weitere Vergangenheitswerte einschließt, um für

---

57 Unter einem stochastischen Prozess wird hier ein Zufallsprozess $\{Y_t\}$ verstanden, der zu jedem Zeitpunkt einen beliebigen Wert zwischen $-\infty$ und $+\infty$ annehmen kann. Der zu einem Zeitpunkt t beobachtete Wert Y_t ist dann eine Realisation dieses stochastischen Prozesses.

58 Zur mathematischen Herleitung dieser Bedingungen und zu den auftretenden Messfehlern bei Nicht-Stationarität, der sog. „Spurious Regression" oder Scheinkorrelation, vgl. Hamilton (1994), Enders (1994) oder Johnston und DiNardo (1997).

Korrelationen höherer Ordnung zu kontrollieren, während der PP-Test eine Korrektur zur Überprüfung eventueller Autokorrelationen der Fehlerterme beinhaltet (Hamilton 1994).

Hierzu soll zuerst ein Autoregressiver Prozess erster Ordnung (AR1) in (XIII) formuliert werden, von dem auf jeder Seite Y_{t-1} subtrahiert wird (XIV):

(XIII) $Y_t = \mu + \rho Y_{t-1} + \varepsilon_t$

(XIV) $\Delta Y_t = Y_t - Y_{t-1} = \mu + \gamma Y_{t-1} + \varepsilon_t$

mit μ, ρ und $\gamma=\rho-1$ als Parametern und ε als Residualgröße.

Die Nullhypothese (XV) wird aus (XIV) in der Annahme formuliert, dass der Parameter γ gleich Null ist, was bedeutet, dass der wahre Prozeß der Zeitreihe einem Random-Walk-Prozess[59] folgt, der nichtstationär ist. Dies ergibt sich aus der Tatsache, dass bei $\gamma=0$ die Entwicklung von Y über die Zeit hinweg von der einzigen zeitabhängigen Variablen, dem Fehlerterm ε, und somit von Zufallseinflüssen abhängig ist. Es kann mathematisch gezeigt werden (Enders 1994), dass unter diesen Voraussetzungen der Erwartungswert und die Varianz zeitabhängig sind, was der Notwendigkeit der Stationarität widerspräche. Eine Nichtablehnung der Nullhypothese würde der Existenz einer Einheitswurzel in der Testreihe entsprechen. Die Alternativhypothese (XV) formuliert, dass $\gamma<0$ ist, was Stationarität der Daten ausdrücken würde.

(XV) $H_0: \gamma=0; \quad H_A: \gamma<0$

Nach den oben beschriebenen Tests, die die Voraussetzung zur Modellierung einer Zeitreihe bilden, soll nun die Methodik zur Identifikation, Schätzung und Diagnostik eines Zeitreihenmodells, das I-S-D Schema, erläutert werden. Zunächst soll die Identifikation eines möglichen zugrundeliegenden ARMA-Modells erfolgen.[60] Hierbei bezeichnet der AR-Teil den autoregressiven Teil der Gleichung, wobei autoregressiv bedeutet, mit Hilfe eines früheren Prozesses als Prädiktor den Prozess selbst vorherzusagen. Die Ordnung p des Prozesses AR(p) gibt an,

[59] Ein Random-Walk-Prozess entscheidet sich in jedem Zeittakt per Zufall für eine Weiterbewegung nach oben oder unten.

[60] Das ARMA-Modell kann durch das Verfahren der multiplen Regression geschätzt werden. Hierbei wird ermittelt, welchen Einfluss eine Auswahl von Lag-Variablen auf die abhängige Variable Y_t ausübt. Der Einfluss wird durch Koeffizienten dargestellt, die angeben, wie stark die abhängige Variable von den Vergangenheitswerten beeinflusst wird. Neben dem Einfluss mittels der Koeffizienten wird durch das Verfahren der Signifikanz bestimmt, mit welcher Wahrscheinlichkeit dieser Zusammenhang mit statistischer Sicherheit besteht. Zur Erläuterung der grundsätzlichen Funktionsweise der Regressionsanalyse vgl. Hochstädter (1991) oder Gujarati (1995).

wie viele Prädiktoren aus der Vergangenheit zur Vorhersage herangezogen werden mussten. Der MA-Teil des Modells ist der Moving Average Prozess, der eine gewichtete Mittelung der Zufallseinflüsse beschreibt. Der Ordnungsgrad q des Prozesses MA(q) entspricht der Anzahl der zurückliegenden Zufallsschocks, die in die Gleichung einbezogen werden. Ein MA(1) würde folgende Form (XVI) annehmen

$$\text{(XVI)} \qquad Y_t = \varepsilon_t - \theta_1 \varepsilon_{t-1}$$

Der aktuelle Prozess Y_t wird hier durch den aktuellen Zufallseinfluss und den mit θ_1 gewichteten vorhergehenden Zufallsschock ε_{t-1} bestimmt. Der Unterschied zum AR-Prozess liegt darin, dass Y_t zusätzlich zum aktuellen Zufallseinfluss nicht von Vergangenheitswerten des Prozesses selbst, sondern vom vergangenen Zufallsprozess abhängt. Diese Systematik besitzt also ein „Gedächtnis", das allerdings nicht vom vergangenen Zustand abhängt, sondern vom vergangenen Zufallseinfluss. Ein ARMA(1,1)-Modell würde demnach beide Komponenten integrieren (XVII):

$$\text{(XVII)} \qquad Y_t = \mu + \rho Y_{t-1} - \theta_1 \varepsilon_{t-1} + \varepsilon_t$$

Der erste Schritt zur Identifikation des richtigen ARMA(p,q)-Modells liegt in der Betrachtung der Autokorrelationsfunktion (ACF) und der Partialautokorrelationsfunktion (PACF). Die ACF misst eine Korrelation der Zeitreihe untereinander und untersucht den Einfluss des Zeitpunktes t mit einem beliebigen Zeitpunkt t-k. Die ACF ist definiert als der Quotient aus der Kovarianz zum Zeitpunkt t-k und der Varianz der Reihe. Die PACF hingegen misst den Netto-Einfluss der beiden Werte t und t-k zueinander und kontrolliert für die dazwischenliegenden Zeitpunkte. Damit wird der direkte Einfluss zweier Werte determiniert.[61]

Zur Darstellung dieser beiden Konzepte wird ein Korrelogramm erzeugt, das auf einem 95%-Niveau die Signifikanz der Korrelation anzeigt. Bricht die ACF nach k-Lags ab, so verweist dies auf einen MA(q)-Prozess. Schwingt die ACF exponentiell ab, so ist das ein Hinweis auf einen AR(p)-Prozess, wobei sich die Ordnung p dann am PACF-Verlauf ablesen lässt. Umgekehrt verhält es sich mit der PACF-Funktion. Falls der PACF-Verlauf exponentiell abschwingt, handelt es sich vermutlich um einen MA(q)-Prozess, dessen Ordnung sich durch den ACF-Verlauf bestimmen lässt. Bricht die PACF nach k-Lags ab, so kann ein AR(p)-Pro-

---

[61] Zur genauen statistischen Definition der PACF vgl. Gujarati (1995).

zess unterstellt werden. Sollten sowohl die ACF als auch die PACF exponentiell abschwingen oder beide nach unterschiedlichen Lags abbrechen, dann hat die Zeitreihe AR- und MA-Anteile, d. h. es liegt ein gemischtes Modell vor (Enders 1994). Nach Abschluss der Identifikationsphase folgt die Schätzung der Parameter ρ und θ auf Basis der Methode der kleinsten Quadrate. Alternativ kann hier eine Maximum Likelihood-Schätzung angewendet werden.

Als letzter Schritt erfolgt die Diagnostik des Modells. Zum einen sollen hier die Residuen des Modells auf die Eigenschaften eines White Noise-Störterms[62] untersucht werden. Ist das der Fall, kann davon ausgegangen werden, dass ein angemessenes Modell ausgewählt wurde (Hamilton 1994). Technisch wird hier die ACF und die PACF der Residuen mit Hilfe des Ljung Box-Q-Tests untersucht, der dem Verfahren des F-Tests bei der Regressionsanalyse ähnelt. Zum anderen müssen die Koeffizienten auf Basis der t-Werte auf ihre Signifikanz hin überprüft werden. Zur letztendlichen Bestimmung des besten Modells werden noch zwei sogenannte Informationskriterien - das Akaike Information Criterion (AIC) und das Schwarz Bayesian Criterion (SBC) - eingesetzt, die das bestangepasste Modell bestimmen, welches auf Basis des niedrigsten Wertes der Informationskriterien selektiert wird. Diese Kriterien korrigieren für das Verhältnis von Stichprobenumfang, Residualvarianz und Parameteranzahl, um zu überprüfen, ob tatsächlich das bestangepasste Modell ermittelt wurde.

Zusammenfassend kann festgehalten werden: Die untersuchte Zeitreihe muss den Anforderungen der Stationarität entsprechen und die Ordnung des ARMA(p,q)-Modells muss in der Identifikationsphase anhand der ACF und PACF selektiert werden. Nach der Schätzung auf Basis der Methode der kleinsten Quadrate müssen die Residuen die White Noise-Eigenschaft aufweisen und die Koeffizienten sich als signifikant darstellen. Schlussendlich müssen die Informationskriterien die ARMA-Modellierung als bestangepasstes Modell bestätigen. Sind alle diese Voraussetzungen erfüllt, dann können durch das ARMA-Modell Rückschlüsse auf den „Drehtüreffekt" auf Basis des Verlaufes der Rehospitalisierungsquoten gezogen werden.

4.5 Leistungsausgabenverschiebung - Szenarioberechnung

Im vorliegenden Abschnitt soll eine Szenariosimulation durchgeführt werden, um zu determinieren, ob Fallpauschalen-Vergütungsformen die Ausgaben für die stationäre Behandlung

---

[62] Ein White Noise-Störterm besitzt die Eigenschaft eines Mittelwertes von Null, einer identischen Verteilung und einer Unabhängigkeit der einzelnen Residuen (Hamilton 1994).

senken oder ob Freiheitsgrade bei der Abrechnung diese möglichen Einsparerfolge bereits in einem kurzen Zeitverlauf durch spezifische „Unarten" kompensieren. In Tabelle 2 wurde in den Anreizwirkungen eines Festpreissystems eine Tendenz zur evtl. Kodierungsmanipulation als Strategie zur Erlösmaximierung postuliert. Untersucht wird im vorliegenden Abschnitt, ob sich Veränderungen durch Mengen-, Preis- oder Kodierungseffekte einstellen, um durch die Isolierung der möglichen Effekte Interpretationen hinsichtlich der vermuteten Anreizwirkung anzustellen. Alle Szenarios sollen schlussendlich Aufschluss über eine „Was-wäre-wenn"-Hypothese geben und erklären, wodurch evtl. Verschiebungen zustande gekommen sein könnten. Der Ablauf der Szenarioberechnung ist in Abbildung 13 tabellarisch dargestellt.

Untersuchungsstufe A	
Hauptziel:	**Priorisierung und Integration der Datenquellen**
Vorgehen	Abgleich der ICD-Kodes mit der DRG-Kodierung Integration der krankenhausindividuellen Basisraten und Korrekturfaktoren

↓

Untersuchungsstufe B	
Hauptziel:	**Soll-Ist Analyse: Simulationsberechnung der DRG-Einführung**
Vorgehen:	Berechnung des Preiseffekts Berechnung des Mengeneffekts Berechnung des Kodierungseffekts

Abbildung 13: Ablauf der Simulationsberechnung

4.5.1 Integration der Datenquellen

In der Untersuchungsstufe A erfolgt zunächst ein Abgleich der in der Datenbank vorhandenen ICD-10-Kodes mit der G-DRG-Kodierung, um eine Auswertung auf DRG-Basis zu ermöglichen.[63] Hierbei ist zu erwähnen, dass der wesentlich differenziertere ICD-10-Katalog mit einem Spektrum von rund 13.000 Diagnosen keine umkehrbar eindeutige Zuordnung der 641 DRGs erlaubt, sondern in Einzelfällen bis zu acht verschiedene zuordenbare Möglichkeiten bietet, was vor allem durch die Schweregraddifferenzierung bedingt ist. Aus diesem Grunde findet hier der Abgleich von bis zu sechs DRG-Kürzeln mit der jeweiligen ICD-Diagnose statt, womit über 96,2% der möglichen Kombinationen abgedeckt sind. Im Folgenden werden den DRG-Kodes die zur Berechnung notwendigen Relativgewichte der Haupt- und Belegabteilungen zugeordnet. Die Relativgewichte sind unverzichtbare Bewertungsrelationen eines

[63] Die zum automatischen Abgleich benutzte Liste stammt aus dem Evaluationsprojekt der DRG-Research Gruppe des Universitätsklinikums Münster (2003).

DRG-Systems, denn das Produkt aus Relativgewicht und Basisrate, die im Jahr 2003 krankenhausindividuell festgelegt wurde, bestimmt den Erlös für die von der Klinik erbrachte Leistung (vgl. Abschnitt 3.3.3).

Der Grund, warum hier für das deutsche System unterschiedliche Relativgewichte für die Haupt- und Belegabteilungen errechnet wurden, liegt in der Operationalisierung der erbrachten Leistungen und deren Bewertung in einem homogenen Fallpauschalenkatalog. Die Belegabteilung ist im Normalfall als Teil des allgemeinen Leistungsspektrums eines Krankenhauses weniger sach- und personalkostenintensiv als eine spezialisierte Hauptabteilung. Aus diesem Grund wurden die Leistungen einer Belegabteilung über einen gesonderten Abrechnungsschlüssel des InEK (2002) grundsätzlich niedriger eingestuft und in einem Abzugsverfahren von den Relativgewichten der Hauptabteilung errechnet. Somit ist der in der Datenbank ebenfalls vorgenommene Schritt der Integration der jeweiligen Haupt- und Belegabteilung auf Einzelfallbasis von enormer Bedeutung, um eine sachgemäße Zuordnung der Relativgewichte zu ermöglichen. Die einzelnen Basisraten wurden durch eine ebenfalls vom IKK Landesverband zur Verfügung gestellte Liste in die Datenbank integriert. In dieser Stufe des Aufbaus der Datenbasis stehen auf Einzelfallbasis und unterteilt nach Haupt- und Belegabteilung bis zu sechs Relativgewichte und korrespondierende Basisraten zur Verfügung. Durch die oben angesprochene nicht eindeutige Zuordnung der DRGs zu den ICD-Diagnosen wurde aus diesem Grund ein maximales, minimales und durchschnittliches Relativgewicht berechnet, das später in der Simulationsrechnung Eingang finden soll.

Die letzte Erweiterung der Datenbasis besteht in der nach Haupt- und Belegabteilung unterschiedlichen Integration der oberen und unteren Grenzverweildauer pro DRG, die als Ausreißerregel oder Korrekturfaktor in einem solchen System fungieren.[64] Zwar könnte argumentiert werden, dass sich die Schwankungen der tatsächlichen Behandlungskosten um das Relativgewicht über alle Fälle innerhalb eines Krankenhauses ausgleichen und somit keine Extraregelung zur Vergütung von Ausreißerfällen benötigt wird. Die Notwendigkeit von Ausreißerregelungen ergibt sich aber aus der Überlegung heraus, dass das Fehlen solcher Rege-

[64] In Amerika entfallen 5-6% der Gesamtzahlungen im nach DRG-Systematik abgerechneten Medicare-Bereich auf die Zuschläge bei Ausreißerfällen (Günster 2000), so dass dieser Faktor zwar keine dominante Rolle bei der Leistungsabrechnung repräsentiert, aber das Auslassen dieses Korrekturfaktors zu Verzerrungen der hier vorgestellten Berechnungen führen würde.

lungen Patienten mit erkennbar erhöhten Risikoprofilen der Gefahr aussetzen würde, zur Vermeidung eines betriebswirtschaftlichen Verlustrisikos nicht adäquat behandelt zu werden, da die Klinik für alle anfallenden Kosten über dem Pauschalwert der Diagnose selbst aufkommen müsste (Günster 2000). Äquivalentes gilt für die Abschlagsregelungen bei kurzliegenden Patienten mit niedrigem Risikofaktor, was einen ungerechtfertigten Mehrerlös für die Klinik bedeuten würde.

Die Berechnung vom Ausreißerfällen basiert hier auf dem Indikator Verweildauer, da die individuellen Behandlungskosten nur durch eine meist nicht vorhandene und sehr aufwändige Kostenträgerrechnung exakt bestimmt werden könnten. Die Gruppe von Hoch- und Niedrigkostenpatienten wird demnach näherungsweise identifiziert als Gruppe von Lang- und Kurzliegern. Diese Fälle haben die Gemeinsamkeit, dass die teilweise extrem langen und kurzen Verweildauern über oder unter einem vorher bestimmten Schwellenwert, der Grenzverweildauer, liegen und sich somit als Ausreißerfall qualifizieren. Erstattungsfähig sind im Normalfall nur die Mehrkosten oberhalb des Ausreißerschwellenwerts. Dies geschieht anteilig und meist degressiv, so dass der Leistungserbringer einen proportionalen Anteil an den Mehrkosten zu tragen hat und keinen Anreiz zur unerwünschten Leistungsausweitung hat. Die anfallenden Kosten in Höhe der Differenz von Erreichen des Schwellenwerts und Fallpauschale werden nicht vergütet und sind als Kostenbeteiligung des Krankenhauses bei der Behandlung des Ausreißerfalls zu interpretieren. Diese fixe Selbstbeteiligung soll zum einen als Anreiz dienen, Ausreißerfälle durch effiziente Behandlungsmethoden zu vermeiden und zum anderen als Instrument zur finanziellen Risikoadjustierung des Leistungserbringers bei Hochkostenfällen fungieren (Günster 2000). Bei den Kurzliegern findet ein entsprechender Abschlag auf das Relativgewicht der Hauptleistung nach der gleichen Art und Weise statt. Auch hier wird der Abschlag auf die Hauptleistung erst dann fällig, wenn der Patient kürzer in der Klinik verweilt als der korrespondierende Schwellenwert, also wenn die Verweildauer unterhalb der unteren Grenzverweildauer liegt.

Nach dem Abgleich der ICD-Kodes mit der DRG-Kodierung, der Integration der Relativgewichte und der Korrekturfaktoren durch die Unterscheidung in Haupt- und Belegabteilung sowie der Verweildauergrenzen ist die Zusammenführung der kompletten Datenbasis zur Berechnung der Mengen-, Preis und Kodierungseffekte abgeschlossen.

4.5.2 Simulationsberechnung

Im vorliegenden Teilabschnitt wird das Vorgehen zur Berechnung der drei Hauptszenarios vorgestellt, mit denen die Auswirkungen der Einführung von DRGs in Preis-, Mengen und Kodiereffekte zu unterteilen versucht werden. Die drei verschiedenen Szenarios[65] sind in Tabelle 5 aufgelistet und werden im Folgenden erläutert.

	Simulation	Berechnung	Ergebnis	Effekt
Szenario 1	Konstante Mengen aus 2002	$D_{i2002} \cdot (RG_{ij} \cdot BR_k)\ VDK_{ij}$	LA 2002 bei DRG-Preisen	Preiseffekt DRG-System 2002
Szenario 2	Konstante Preise aus 2002	$D_{i2003} \cdot E_{ik\ 2002}$	LA 2003 bei BPflV-Preisen	Mengeneffekt DRG-System 2003
Szenario 3	Abgleich der Relativgewichte	$D_{i2003} \cdot (RG_{ij} \cdot BR_k)\ VDK_{ij}$	LA 2003 bei Kodierungsoptionen	Kodierungs-effekt DRG-System 2003
D=Diagnose, RG=Relativgewichte 2003, BR=Basisrate 2003, VDK=Verweildauerkorrektur, E=Erlös aus 2002 nach Pflegesatzabrechnung, LA=Leistungsausagben, BPflV=Bundespflegesatzverordnung i=Index ICD/DRG-Kode, j=Index Haupt oder Belegabteilung, k=Index Krankenhaus				

Tabelle 5: Übersicht der Szenarioberechnung

In Szenario 1 wird der reine Preiseffekt der DRG-Einführung untersucht. Hier besteht die Simulation in der Frage: Was wäre, wenn die Krankenhäuser die Leistungsmengen aus dem 1. Halbjahr 2002 konstant gehalten hätten? Hierzu werden in der Berechnung die Fallzahlen mit der jeweiligen Diagnose aus dem 1. Halbjahr 2002 mit den jeweiligen DRG-Raten, dem Produkt aus Relativgewicht und Basisrate, aus dem Jahr 2003 multipliziert. Falls notwendig wird zusätzlich die Verweildauerkorrektur bei Über- oder Unterschreitung der oberen und unteren Grenzverweildauer miteinbezogen. Durch die nicht umkehrbar eindeutige Zuordnung vieler ICDs zu den DRGs ergeben sich hier noch drei Unterszenarios, da in diesem Fall die jeweiligen maximalen, minimalen und durchschnittlichen Relativgewichte Anwendung finden. Die Relativgewichte sind durch den Index j nach Haupt- und Belegabteilung unterteilt. Diese Simulation berechnet somit das theoretische Budget der IKK BW für die Optionshäuser bei konstanten Mengen für das 1. Halbjahr 2002. Der Unterschied zu den aktuellen Ausgaben

[65] Als Szenario soll hier die hypothetische Aufeinanderfolge von Ereignissen verstanden werden, die zur Beachtung kausaler Zusammenhänge konstruiert wird. Die Berechnung der möglichen Szenarios bei der Leistungsabrechnung und deren Einfluss in Form des Mengen-, Preis- und reinen Kodierungseffektes wird hier durch die Simulation von bestimmtem Verhalten abgebildet, also der Nachbildung einiger möglicher Dokumentationsprozesse.

des 1. Halbjahres 2002 ergibt dann den reinen Preiseffekt der DRG-Einführung und beantwortet die Frage, ob die DRG-Systematik per se Kostenverschiebungen verursacht.

In Szenario 2 soll der reine Mengeneffekt der DRG-Einführung untersucht werden. Die Frage lautet hier: Was wäre, wenn die Krankenhäuser die Preise für die Leistungen aus dem 1. Halbjahr 2002 konstant gehalten hätten? Zu diesem Zweck werden in der Berechnung die Fallzahlen der jeweiligen Diagnose aus dem 1. Halbjahr 2003 mit den ICD-Abrechnungen aus 2002 multipliziert. Diese Simulation kalkuliert das theoretische Budget der IKK BW für die Optionshäuser bei konstanten Preisen für das 1. Halbjahr 2003. Der Unterschied zu den aktuellen Ausgaben des 1. Halbjahres 2003 stellt dann den reinen Mengeneffekt der DRG-Einführung dar. Zu der Aussagekraft der Szenarios 1 und 2 ist hinzuzufügen, dass diese alleinstehend eine isolierte Betrachtung darstellen, die nur Gültigkeit besäße, wenn bspw. in Szenario 2 approximativ das gleiche Leistungsspektrum oder gleiche Fallzahlen über die Zeit abgerechnet werden, so dass eine Vergleichbarkeit hergestellt werden kann. Sollten innerhalb des Diagnosespektrums starke Verschiebungen stattgefunden haben, dann können beide nur in Kombination oder sogar nur zusammen mit dem untenstehenden Kodierungseffekt eine relevante Interpretation liefern.

In Szenario 3 wird der reine Kodierungseffekt untersucht. Die Simulation soll hier die folgende Frage beantworten: Was wäre, wenn die Krankenhäuser andere Relativgewichte bzw. andere DRGs für die Leistungen aus dem 1. Halbjahr 2003 abgerechnet hätten? Hierzu werden in der Berechnung die jeweiligen Diagnosen aus dem 1. Halbjahr 2003 mit den jeweils theoretisch möglichen maximalen, minimalen und durchschnittlichen DRG-Raten multipliziert. Die Relativgewichte sind auch hier durch den Index j nach Haupt- und Belegabteilung unterteilt und werden noch der Verweildauerkorrektur unterzogen. Diese Simulation berechnet das theoretische Budget der IKK BW für die Optionshäuser bei Variation der Kodierungsmöglichkeiten. Der Unterschied zu den tatsächlichen Ausgaben lässt dann Rückschlüsse auf einen eventuell vorhandenen Kodierungseffekt zu.

Insbesondere das letztgenannte Szenario ist vor dem Hintergrund der geschilderten Anreizwirkungen von besonderem Interesse, denn die Kodierung von Fällen stellt in einem DRG-System eines der zentralen Elemente dar, da hierdurch gleichzeitig die Abrechnung der Krankenhausleistung bestimmt wird.

Im Zuge der DRG-Einführung tauchten neue, bis dato nicht gekannte, Probleme auf: Das sogenannte Upcoding bzw. der DRG-Creep. Diese Begriffe beschreiben synonym die systematische und bewusste Höherstufung des Fallmixes eines Krankenhauses mit dem Ziel der Erlösmaximierung. Lüngen und Lauterbach (2000) kategorisieren die Ursachen für den Anstieg des Fallmixes in zwei Haupteffekte (s. Abbildung 14).

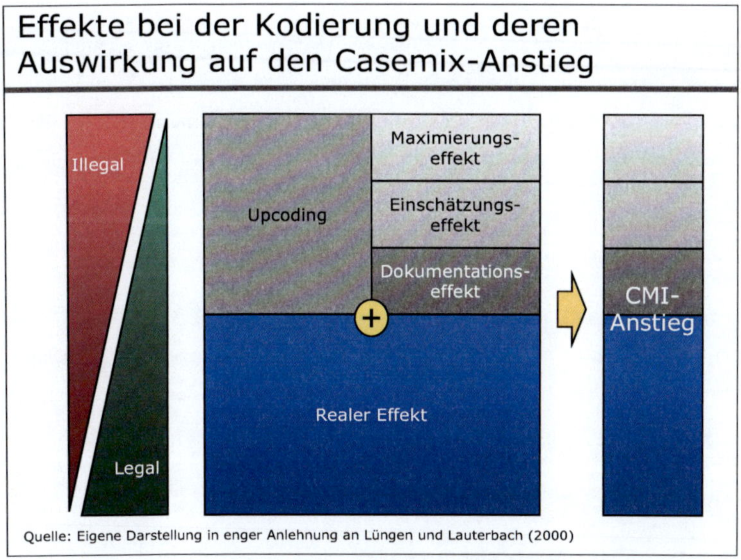

Abbildung 14: Effekte bei der Kodierung und Auswirkungen auf den Casemix

Der erste, der reale Effekt, ist eine logische Konsequenz eines komplexeren Behandlungsportfolios, also der höheren Inanspruchnahme von Ressourcen bedingt durch mehr ambulante Behandlungen oder der Anhebung der Relativgewichte. Der zweite Haupteffekt, das Upcoding, lässt sich weiter untergliedern in den Dokumentations-, Einschätzungs- und Maximierungseffekt. Der Dokumentationseffekt tritt durch genauere und vollständigere Erfassung der Komplikationen und Komorbiditäten (CCs) auf und ist lediglich ein nachholender Effekt, der keine reale Veränderungen hervorruft. Der Einschätzungseffekt hingegen verursacht teilweise reale Wirkungen durch den Ermessensspielraum des Arztes bei der Angabe von Hauptdiagnose und CCs, da bspw. die Einordnung von Nebendiagnosen in fünf verschiedene Kategorien oftmals keine eindeutige Wahl zulässt. Der Maximierungseffekt wird durch eine verzerrende Kodierung bedingt, was illegale Aktivitäten wie das Vertauschen von Haupt- und Nebendiagnose, Missachtung von Kodierungsregeln, Bearbeiten unvollständiger Patientenunterlagen usw. voraussetzt. Während der erste Haupteffekt, der reale, einen höheren Ressourcenverbrauch widerspiegelt und somit auch vergütet werden muss, können die verschiedenen Ursachen für das Upcoding zu einer verzerrenden und nicht leistungsverursachten Vergütung führen.

Insofern soll hier im Rahmen des Szenarios 3 analysiert werden, ob die eventuellen Verschiebungen in den Abrechnungen der einzelnen Leistungsarten auf die DRG-Umstellung zurückzuführen sind (Realer Effekt), oder ob die Abrechnungen in den meisten Fällen die Krankenhäuser begünstigen, was zumindest auf einen Einschätzungs- und Maximierungseffekt hinweisen würde.

5 ERGEBNISSE

Im vorliegenden Kapitel werden analog zu den in Kapitel 4 vorgestellten statistischen Methoden die Ergebnisse in korrespondierender Reihenfolge dargestellt. Zunächst wird auf die deskriptive Statistik eingegangen, bevor die Ergebnisse der analytischen/induktiven Methoden und der Simulationsrechnung präsentiert werden.

5.1 Ergebnisse deskriptive Statistik

5.1.1 Ergebnisse Mittelwerte und Streuung

Die (geometrischen) Mittelwerte, die minimalen und maximalen Merkmalsausprägungen, die Standardabweichung und die Variations- sowie Symmetriekoeffizienten der Parameter Kosten und Verweildauer sowie die Fallzahlen insgesamt sind in Tabelle 6 dargestellt. Die Mittelwerte dienen als Lagemasse dem Vergleich der absoluten Werte der Gruppen, während die Standardabweichung, die o. g. Koeffizienten und die minimalen und maximalen Ausprägungen Aufschluss über die Streuung der Fälle um die Mittelwerte geben soll. Die unten aufgeführten Werte beruhen auf der Auswertung der 166.316 individuellen Krankenhausfälle im Zeitraum zwischen dem 01.01.2002 und dem 30.06.2003 für die drei Gruppen der Krankenhäuser.[66]

---

[66] Wie im Abschnitt 4.1.2 dargelegt, enthält die Datenbasis keine Optionskrankenhäuser außerhalb Baden-Württembergs, womit sich drei Gruppen in der Datenbasis unterteilen lassen.

	Optierer BW	Nichtoptierer BW	Nichtoptierer außerhalb BW	GESAMT
Anzahl Fälle	**56.558** (34,0%)	**95.764** (57,6%)	**13.994** (8,4%)	**166.316** (100%)
GM Kosten	**1.585,9**	**1.612,1**	**1507,8**	**1.594,2**
AM Kosten (Standardabweichung)	**2.452,7** (2.926,7)	**2.869,7** (4.432,9)	**2.758,3** (4.312,7)	**2.718,6** (3.978,6)
Variationskoeffizient Kosten	**119,3**	**154,5**	**156,4**	**146,3**
Symmetriekoeffizient Kosten	**64,7**	**56,2**	**54,7**	**58,6**
Kosten Minimum (Kosten Maximum)	**18** (78.713)	**14** (96.838)	**18** (92.037)	**14** (96.838)
GM VD	**6,02**	**5,74**	**5,85**	**5,84**
AM VD/Fall (Standardabweichung)	**8,47** (8,79)	**8,57** (10,05)	**8,85** (10,86)	**8,56** (9,71)
Variationskoeffizient VD	**103,8**	**117,3**	**122,7**	**113,4**
Symmetriekoeffizient VD	**71,1**	**67,0**	**66,1**	**68,2**
VD Minimum (VD Maximum	**1** (379)	**1** (382)	**1** (387)	**1** (387)
BW = Baden-Württemberg, GM = Geometrisches Mittel, AM = Arithmetisches Mittel, VD = Verweildauer				

Tabelle 6: Mittelwert und Streuung der Strukturparameter

Die arithmetischen Mittelwerte der Kosten und der Verweildauern weisen zwischen den Gruppen auf deutliche Unterschiede hin. So weisen die Optierer mit 8,47 Tagen Verweildauer und 2.452,7 € Kosten pro Fall die niedrigsten Werte auf, während die Nichtoptierer in Baden-Württemberg mit 8,57 Tagen durchschnittlicher Liegezeit und 2.869,7 € die höchsten Kosten aufweisen. Die Nichtoptierer außerhalb Baden-Württembergs offenbaren mit 8,85 Tagen und 2.758,3 € Kosten pro Fall die höchsten Verweildauern.[67]

Das Ergebnis der geometrischen Mittel zeigt jedoch, dass die großen Unterschiede nivelliert werden und sich teilweise umgekehrt darstellen. Die Werte der Optierer liegen hier mit 6,02 Tagen Verweildauer über den Werten der Nichtoptierer (außerhalb Baden-Württembergs) von 5,74 (5,85) Tagen. Bei den geometrischen Durchschnittskosten nehmen die Optionshäuser mit 1.585,9 € nun die mittlere Position ein, während die Nichtoptierer (außerhalb Baden-Würt-

[67] In Baden-Württemberg lag die durchschnittliche Verweildauer 2001 bei 9,2 Tagen, was mit dem hier ermittelten Wert aufgrund der sinkenden Tendenz der Verweildauern korrespondiert.

tembergs) mit 1.612,1 € (1507,8 €) Kosten pro Fall aufwarten. Dies hängt mit der insgesamt sehr hohen Streuung der Teilstichproben zusammen, durch die das weniger ausreißerempfindliche geometrische Mittel eine Stauchung der Mittelwerte herbeiführt. Die Optionshäuser haben bei Betrachtung der geometrischen Kennzahlen den höchsten Wert bei der Verweildauer und eine mittlere Position bei den Kosten.

Die Darstellung der Variations- und Symmetriekoeffizienten, die eine dimensionslose Größe darstellen, offenbart darüber hinaus, dass die größte Streuung der Kosten und Verweildauern in der Teilstichprobe der Nichtoptierer innerhalb und außerhalb Baden-Württembergs zu finden ist. Die relativ betrachtet hohen Variationskoeffizienten von 154,5 respektive 156,4 und die niedrigen Symmetriekoeffizienten von 56,2 bzw. 54,7 befinden sich auf einem ähnlichen Niveau und weisen auf eine höhere Streuung innerhalb dieser Gruppen im Vergleich zu den Optierern hin. Die Streuung innerhalb der Gruppe der Optierer fällt somit vergleichsweise am niedrigsten aus, womit sich die Nivellierung der arithmetischen Mittelwerte bei Berechnung der geometrischen Kennzahlen erklärt. In Abbildung 15 werden die zugrundliegenden Gesamtverteilungen anhand der Histogramme der Datenreihen und einer theoretischen Normalverteilungskurve in absoluten und logarithmischen Werten visualisiert, um nochmals darzustellen, wie stark die Verteilungen in absoluten Werten von Ausreißern abhängig sind.[68]

Die Histogramme zeigen auf, dass die absoluten Werte eine sehr stark links-steile und rechtsschiefe Verteilung aufweisen, während die logarithmierten Größen im Falle der Kosten einer Normalverteilung folgen und die Verweildauern bis zu einem gewissen Bereich gleichverteilt erscheinen. Hinzuzufügen ist hierbei, dass aufgrund der unterschiedlichen Skalierung von absoluten und logarithmierten Werten die Abstände naturgemäß geringer ausfallen müssen. Dieses Faktum wird v.a. bedingt durch die enormen Differenzen zwischen den Minima und Maxima der Werte, die unterstreichen, dass hier eine hohe Spannweite der absoluten Verweildauern und Kosten vorliegt. Die hier einbezogenen Größen schwanken bei der Verweildauer zwischen einem und 387 Tagen Verweildauer und reichen bei den Kosten pro Fall von 14 € bis hin zu 96.838 €.

---

[68] Die Verteilungen der absoluten Verweildauern und Kosten wurden nach oben mit dem Schnittpunkt +3σ abgeschnitten, um den Verteilungsverlauf sichtbar zu machen, was sonst durch die große Spannweite nicht gewährleistet gewesen wäre.

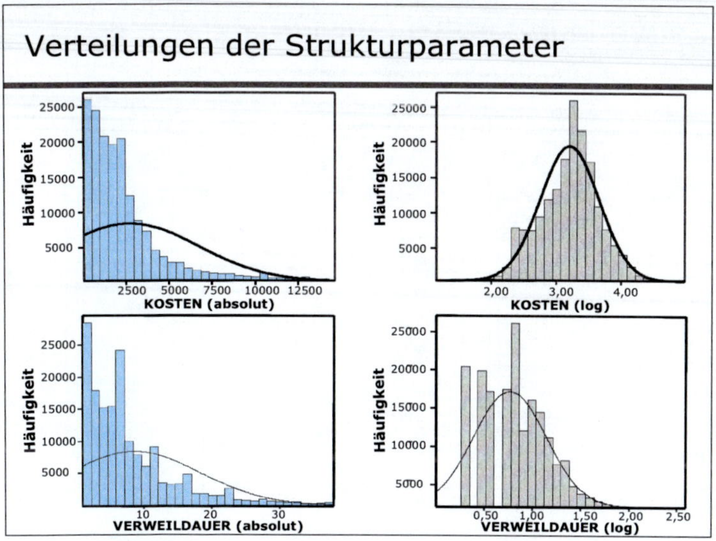

Abbildung 15: Verteilungen der Strukturparameter (absolut und logarithmisch)

Zusammenfassend bestehen demnach deutliche Differenzen zwischen den Gruppen bei isolierter Betrachtung des arithmetischen Mittelwerts, die jedoch durch die anhand der Streuungskoeffizienten identifizierten Unterschiede in den Verteilungen weitgehend relativiert werden, wenn das für diesen Fall aussagekräftige geometrische Mittel herangezogen wird. Der Vergleich der beiden Lagemaße in Verbindung mit der jeweiligen Standardabweichung und den Minima und Maxima verdeutlicht also die Notwendigkeit, das weniger ausreißerempfindliche geometrische Mittel einzusetzen, um in den folgenden Abschnitten zu einer aussagekräftigen Interpretation zu gelangen.

Die Zeitverläufe der Strukturparameter sind in Abbildung 16 für den Zeitraum vom 01.01.2002 bis 30.06.2003 auf Wochenbasis aufgetragen, um erste Trends oder Auffälligkeiten zwischen den Gruppen zu identifizieren. Auf der linken Graphik sind die Fallzahlen, auf der mittleren die geometrischen Mittel der Kosten und auf der rechten Abbildung die geometrischen Mittel der Verweildauern für die zwei Hauptgruppen, die Optierer und Nichtoptierer in Baden-Württemberg, abgetragen. Hierbei sind die Optionshäuser anhand einer durchgezogenen und die Späteinsteiger durch eine gestrichelte Linie dargestellt.

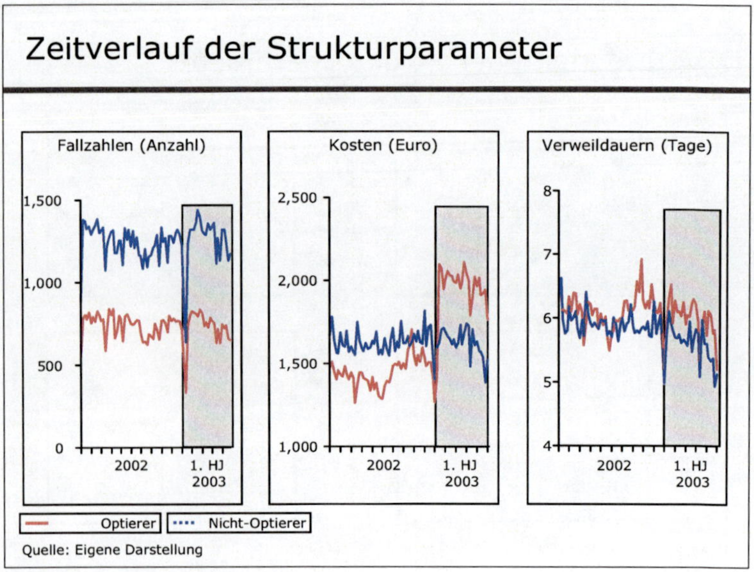

Abbildung 16: Zeitverlauf der Strukturparameter

Der Zeitverlauf der Fallzahlen weist auf eine konstante Entwicklung über den betrachteten Zeitraum hin. Die Fallzahlen der Nichtoptierer auf Wochenbasis liegen permanent über denen der Optionshäuser, was aber aufgrund des Verhältnisses von etwa 3:1 in der betrachteten Stichprobe nicht weiter erstaunlich ist. Zu Jahresbeginn ist jeweils ein Einbruch der Fallzahlen zu beobachten, was aber mit hoher Wahrscheinlichkeit saisonalen Einflüssen zuzuschreiben ist. Letztendlich ist anhand des synchronen Verlaufs der beiden Linien keine Auffälligkeit durch die Einführung der DRGs zu beobachten.

Ein anderes Bild zeigt sich bei den geometrischen Mitteln der Kosten, wo klar ersichtlich wird, dass die Kostenposition der Optionshäuser im Jahr 2002 stets unterhalb derer der Späteinsteiger verlief. Diese Differenz kehrt sich in den ersten Monaten des Optionsjahres mit einem abrupten Anstieg ins Gegenteil um, womit die Linie der Optierer nun oberhalb derer der Nichtoptierer verläuft. Die Verweildauern folgen über die gesamten 18 Monate betrachtet einem rückläufigen Trend. Offensichtlicherweise kreuzen sich die beiden Linien im ersten Halbjahr 2002 des öfteren, so dass von einem fast identischen geometrischen Mittel der Verweildauern für diese Phase ausgegangen werden kann. Im späteren Verlauf des Jahres 2002 hingegen ist vor allem zu Beginn des letzten Quartals zu beobachten, dass die Optierer höhere Verweildauern verzeichnen, wobei dieser Trend gegen Ende des Jahres wieder nivelliert wird. Im Jahr 2003 beschreiben die beiden Linien ein weitgehend kongruentes Bild, in dem die Früheinsteiger meist höhere Verweildauern aufweisen als die Gruppe der Nichtoptierer. Somit kann festgehalten werden, dass selbst der für die hohe Streuung korrigierende geometrische Mittelwert auf Differenzen im Verlauf der Strukturparameter hinweist, was einer Untersuchung in den nächsten Abschnitten bedarf. Bereits zu diesem Zeitpunkt darf somit konstatiert werden, dass neben den bestehenden Unterschieden auffällige Verschiebungen in den Strukturparametern der Krankenhausgruppen nach DRG-Einführung stattgefunden haben.

5.2 Ergebnisse analytische/induktive Statistik

5.2.1 Ergebnisse Strukturbruch - Mittelwerttest

Wie im Abschnitt 4.4.1 dargelegt, ist das Ziel der vorliegenden Analyse herauszufinden, ob in Deutschland seit der Einführung der G-DRGs ein struktureller Bruch in den Parametern Verweildauern, Kosten und Fallzahlen stattgefunden hat, oder ob sich eine strukturelle Stabilität abzeichnet. Im vorliegenden Abschnitt soll demnach präsentiert werden, inwiefern sich die Strukturparameter der zwei Krankenhausgruppen, der Optierer und der Nichtoptierer, unterscheiden und ob ein Strukturbruch in den Kennzahlen der Verweildauer, Fallzahlen und Kosten unter den neuen Anreizbedingungen erkennbar ist. In den ersten Test, den t-Test bei unabhängigen Stichproben, in dem die beiden Gruppen (J=Optierer, N=Nichtoptierer) zwischen dem ersten Halbjahr 2002 und 2003 auf Unterschiede in den Strukturparametern hin untersucht wurden, gingen jeweils 180 Beobachtungen ein. Als Signifikanzniveau wird hier mit $\alpha=0{,}05$ das 95%-Intervall gewählt, wodurch sich bei einem beidseitigen Test ein kritischer t-Wert von 1,96 ergibt. Der auf Tagesbasis durchgeführte Test lieferte die in Tabelle 7 dargestellten Ergebnisse.

In der Tabelle 7 sind die Nullhypothesen, das Testergebnis, die mittlere Differenz, der t-Wert mit dazugehörigem Signifikanzniveau und das 95%-Konfidenzintervall der mittleren Differenz aufgeführt. Die Nullhypothesen formulieren hier, dass sich die Strukturparameter innerhalb der Gruppen nicht unterscheiden bzw. zwischen den Parametern kein signifikanter Unterschied vorliegt. Die mittlere Differenz bezeichnet die mittlere Abweichung zwischen den zwei Gruppen. Der t-Wert gibt den empirisch errechneten Testwert an und die Signifikanz nach Abgleich mit dem kritischen t-Wert - hier 1,96 - die Wahrscheinlichkeit, mit der zwischen den beiden Gruppen kein Unterschied besteht. Prinzipiell gilt, dass die Nullhypothese verworfen werden muss, wenn der empirische den kritischen t-Wert übersteigt, wodurch ein Unterschied in den Strukturparametern nachgewiesen werden kann. Das Konfidenzintervall besagt, dass die Differenz zwischen den beiden Mittelwerten mit einer Wahrscheinlichkeit von 95% zwischen der unteren und oberen Grenze liegt.

Hypothesen		**t-Test**		**95%-Konf.intervall der Differenz**
Nullhypothese	Testergebnis	Mittlere Differenz	t-Wert (Signifikanz)	Untere (Obere) Grenze
HJ02: VD(N)-VD(J)=0	**Nullhypothese angenommen**	-0,05	-0,71 (0,48)	-0,17 (0,08)
HJ03: VD(N)-VD(J)=0	Nullhypothese verworfen	-0,34	-3,69 (0,00)	-0,52 (-0,16)
HJ02: KOS(N)-KOS(J)=0	Nullhypothese verworfen	217,97	11,64 (0,00)	181,14 (254,80)
HJ03: KOS(N)-KOS(J)=0	Nullhypothese verworfen	-321,78	-11,48 (0,00)	-376,89 -266,66
n=180, HJ02=1. Halbjahr 2002, HJ03=1. Halbjahr 2003, VD=Geometrische mittlere Verweildauer, KOS=Geometrische mittlere Kosten, J=Optierer, N=Nichtoptierer				

Tabelle 7: t-Test der Strukturparameter bei unabhängigen Stichproben

Insgesamt kann die Nullhypothese für drei der vier Tests verworfen werden. Dies bedeutet, dass die geometrischen Mittel der Verweildauern beider Gruppen im ersten Halbjahr 2003 und die geometrischen Mittel der Kosten in beiden Halbjahren mit einer Wahrscheinlichkeit von mindestens 99% nicht übereinstimmen. Demnach besteht ein statistisch signifikanter struktureller Unterschied zwischen den Optionskliniken und den Späteinsteigern ins DRG-System. Nur für die Verweildauern im ersten Halbjahr 2002 kann die Nullhypothese eines identischen Mittelwertes beider Gruppen nicht verworfen werden.[69] Die Verweildauern zwischen den Gruppen sind also im Jahr 2002 identisch, während sowohl die Kosten in beiden Perioden als auch die Verweildauer im Jahr 2003 unterschiedlich ausgeprägt sind. Die negative mittlere Differenz der Variablen VD2003 und der KOS2003 lässt darauf schließen,

[69] Dies zeigt auch das Konfidenzintervall an, das besagt, dass die Differenz zwischen den beiden Mittelwerten in der Grundgesamtheit mit einer Wahrscheinlichkeit von 95% zwischen -0,17 und 0,08 beträgt und somit keine eindeutige positive oder negative Tendenz aufweist. Die restlichen Konfidenzintervalle hingegen sind entweder im positiven oder negativen Bereich, so dass die Differenz der Mittelwerte derart unterschiedlich ist, dass nur mit einer Wahrscheinlichkeit von kleiner als 1% eine Mittelwertgleichheit vorliegt.

dass die Optionshäuser im 1. Halbjahr 2003 durchschnittlich um ca. 321 € höhere Kosten und um 0,34 Tage höhere Verweildauern aufweisen, während die positive mittlere Differenz der KOS2002 darauf hinweist, dass im Jahr zuvor noch die Nichtoptierer um rund 217 € höhere Durchschnittskosten aufwiesen. Sowohl im Kostenbereich als auch in den durchschnittlichen Verweildauern scheint es durch die Einführung der DRG-Abrechnungssystematik eine Verschiebung zwischen den Gruppen gegeben zu haben. Nicht nur die Verweildauern, sondern auch die Kosten der Optionshäuser sind im Zuge der neuen Abrechnung im Vergleich zu denen der Nichtoptierer gestiegen.

Genaueren Aufschluss über das oben postulierte Ergebnis der Verschiebung der Strukturgrößen soll der zweite Test, der t-Test bei gruppierten Stichproben, liefern. In diesem Test werden nicht wie im oben aufgeführten Test die absoluten Zahlen verglichen, sondern die Veränderung der Differenz in den Strukturdaten der beiden Gruppen (J=Optierer, N=Nichtoptierer) zwischen dem ersten Halbjahr 2002 und 2003 untersucht. In diesem Test soll herausgefunden werden, ob der Unterschied zwischen den beiden Gruppen bei Durchschnittskosten, durchschnittlichen Verweildauern und Fallzahlen im Jahr 2002 für das Jahr 2003 konstant geblieben ist, oder sich statistisch signifikant verändert hat. Auch in diesen Test gingen jeweils 180 Beobachtungen ein. Als Signifikanzniveau wird hier mit $\alpha=0,05$ ebenfalls das 95%-Intervall gewählt, wodurch sich wiederum ein kritischer t-Wert von 1,96 ergibt. Der auf Tagesbasis durchgeführte t-Test liefert die in Tabelle 8 dargestellten Ergebnisse, deren Interpretationen dem gleichen Muster wie oben beschrieben folgen.

Hypothesen		**t-Test**		**95%-Konfidenzintervall gepaarte Differenz**
Nullhypothese	Testergebnis	Mittlere Differenz	t-Wert (Signifikanz)	Untere (Obere) Grenze
Δ(VD2002(N)-ΔVD2002(J))= Δ(VD2003(N)-ΔVD2003(J))	Nullhypothese verworfen	0,2537	3,13 (0,002)	0,09 (0,41)
Δ(KOS2002(N)-ΔKOS2002(J))= Δ(KOS2003(N)-ΔKOS2003(J))	Nullhypothese verworfen	535,21	22,67 (0,000)	488,63 581,81
Δ(FZ2002(N)-ΔFZ2002(J))= Δ(FZ2003(N)-ΔFZ2003(J))	**Nullhypothese angenommen**	-1,1667	-0,38 (0,71)	-7,23 (4,90)

n=180, Δ=Differenz der Strukturparameter beider Gruppen
VD=Geometrische mittlere Verweildauer, KOS=Geometrische mittlere Kosten, FZ= Fallzahlen, J=Optierer, N=Nichtoptierer

Tabelle 8: t-Test der Strukturparameter bei gruppierten Stichproben

Insgesamt kann die Nullhypothese für zwei der drei Tests verworfen werden. Dies impliziert, dass die Differenzen beider Gruppen im Halbjahresvergleich in den Strukturparametern Verweildauern und Kosten mit einer Wahrscheinlichkeit von mindestens 99% nicht übereinstimmen, was das Ergebnis des ersten Tests untermauert. Im Umkehrschluss hat dieses Ergebnis als Interpretation zur Folge, dass starke Verschiebungen zwischen den Gruppen im Zeitverlauf und parallel zur Einführung des neuen Abrechnungssystems stattgefunden haben. Nur für die Fallzahlendifferenzen kann die Nullhypothese übereinstimmender Differenzen über den Zeitverlauf nicht verworfen werden,[70] womit ausgeschlossen werden kann, dass veränderte Fallzahlen einen Einfluss auf etwaige Kostensprünge darstellen. Als Zwischenergebnis darf somit konstatiert werden, dass die Optierer relativ zu den Nichteinsteigern einen statistisch nachweisbaren Anstieg der durchschnittlichen Kosten- und Verweildauerposition um ca. 535 € respektive 0,25 Tagen verzeichnen, während bei den Fallzahlen keine statistisch nachweisbare Abweichung im Zeitverlauf stattfindet.

5.2.2 Ergebnisse Rehospitalisierung - Zeitreihenanalyse

In Abschnitt 4.4.2 wurde unter Bezugnahme auf die theoretischen Anreizwirkungen einer DRG-Vergütung darauf hingewiesen, dass die Abrechnungssystematik möglicherweise zu einem Verhaltensmuster intersektoraler Überweisungskreisläufe, dem sogenannten „Drehtüreffekt", führen kann. Die Ergebnisse der Zeitreihenanalyse, wobei die Auswirkung anhand der Rehospitalisierungsquoten gemessen wird, sind in Tabelle 9 zusammengefasst.

	Testergebnis	**Test-Statistik**	**Kritischer Wert**		**Signifikanz**	**Koeffizient (γ=ρ-1)**
			1%	5%		
ADF-Test	Nullhypothese verworfen	-3,66	-3,53	-2,90	>99%	-0,61
PP-Test	Nullhypothese verworfen	-6,02	-3,53	-2,90	>99%	-0,69

Tabelle 9: Tests auf Einheitswurzel/Stationarität

70 Dies zeigt das Konfidenzintervall an, das besagt, dass die Differenz der Fallzahlen in beiden Jahren mit einer Wahrscheinlichkeit von 95% zwischen -7,23 und 4,90 beträgt. Die Grenzen der Konfidenzintervalle von Verweildauern und Kosten liegen im positiven Bereich, was das Ergebnis des vorangegangenen Tests bekräftigt, dass die Verweildauern und Kosten der Optionshäuser in der zweiten Periode relativ gestiegen sind.

In der Tabelle 9 sind die Statistiken der Stationaritätstests, dem Augmented Dickey Fuller-Test (ADF) und dem Phillips Perron-Test (PP), zur Überprüfung der Existenz der Einheitswurzel aufgeführt. Das Ergebnis der beiden Tests bildet die Voraussetzung zur Modellierung einer Zeitreihe. Beide Verfahren kommen zu dem äquivalenten Ergebnis, dass die ermittelte Test-Statistik kleiner ist als der kritische Wert auf dem 1%-Niveau. Im Umkehrschluss führt dies zu der Aussage, dass bei der Zeitreihe der Rehospitalisierungsquoten die Nullhypothese einer „Unit Root" auf dem 1%-Prozent Signifikanzniveau abgelehnt wird bzw. die Hypothese der Stationarität auf dem 1% Prozent Signifikanzniveau nicht verworfen werden kann. Dies bedeutet, dass die Zeitreihe einen konstanten Verlauf über die Zeit aufweist und keine Abweichungen vom Mittelwert aufweist, was einen ersten Hinweis auf die Nicht-Existenz des „Drehtüreffekts" darstellt. Die Zeitreihe der Rehospitalisierungsquoten erfüllt demnach die Voraussetzungen einer stationären Zeitreihe bzw. ist mittelwert- und varianzstationär, so dass mit der Methodik zur Identifikation, Schätzung und Diagnostik eines Zeitreihenmodells, dem I-S-D Schema, fortgefahren werden kann.

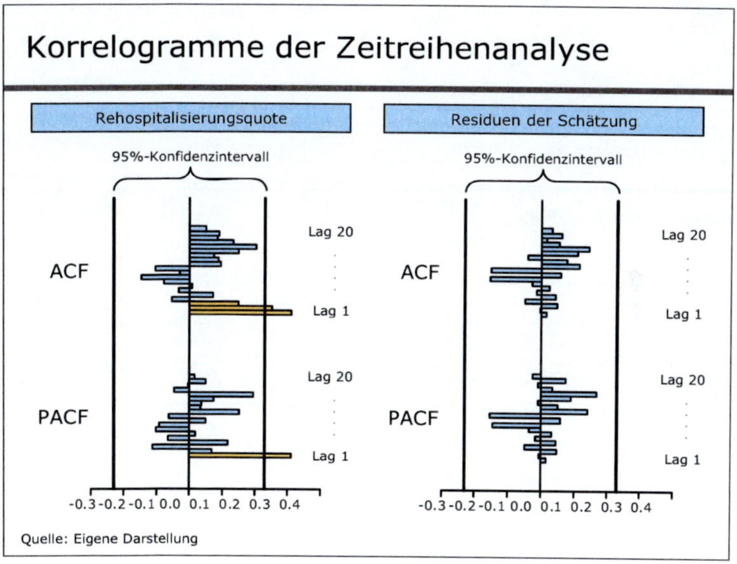

Abbildung 17: Auto- und Partialkorrelationen der Zeitreihenanalyse

In der Identifikationsphase wird die Autokorrelationsfunktion (ACF) und die Partialautokorrelationsfunktion (PACF) der Originalzeitreihe betrachtet[71], um zu identifizieren, wann diese abschwingen, um so die Ordnung des Zeitreihenmodells zu determinieren. Diese sind im linken Korrelogramm, das auf einem 95%-Niveau die Signifikanz der Korrelation anzeigt, der Abbildung 17 bis zum zwanzigsten Lag aufgeführt. Im rechten Korrelogramm sind die Residuen der Schätzung angezeigt, die aufzeigen, ob noch unbereinigte Autokorrelationen zwischen diesen bestehen.

Aus dem linken Korrelogramm wird ersichtlich, dass die PACF nach dem ersten Lag abbricht, was einen Hinweis auf einen autoregressiven Prozess erster Ordnung - AR(1) - darstellt, während die ACF bis zum dritten Lag abschwingt und dann abbricht, worauf auf einen Moving Average-Prozess dritter Ordnung - MA(3) - Prozess geschlossen werden kann. Da die PACF und die ACF hier nach unterschiedlichen Zeitpunkten abbrechen, liegt ein gemischtes Modell vor, das einen autoregressiven und einen Moving Average-Teil besitzt, mit dem die Zeitreihe am besten modelliert werden kann. Nach der Identifikation des Modells durch den Verlauf der Korrelationen kann nun mit der Schätzung fortgefahren werden. Die Modellformulierung (XVIII) lautet gemäß der Korrelationen im Histogramm ARMA(1,3), deren Ergebnisse in Tabelle 10 aufgelistet sind.

(XVIII) $$Y_t = \mu + \rho Y_{t-1} - \theta_1\varepsilon_{t-1} - \theta_2\varepsilon_{t-2} - \theta_3\varepsilon_{t-3} + \varepsilon_t$$

Variable	Koeffizient	Standardfehler	t-Wert	Signifikanzniveau (1-α)
μ	0,137	0,002	62,34	99,99%
Y_{t-1}	-0,823	0,173	-4,74	99,99%
ε_{t-1}	1,113	0,204	5,46	99,99%
ε_{t-2}	0,432	0,181	2,38	98,0%
ε_{t-3}	0,241	0,124	1,94	94,3%

Tabelle 10: Schätzung und Ergebnisse des ARMA(1,3)-Modells

[71] Wiederholend sei hier nochmals angeführt, dass die ACF eine Korrelation der Zeitreihe untereinander misst und den Einfluss des Zeitpunktes t mit einem beliebigen Zeitpunkt t-k untersucht. Die PACF hingegen misst den Netto-Einfluss der beiden Werte t und t-k zueinander und kontrolliert für die dazwischenliegenden Zeitpunkte.

Vier der hier aufgeführten fünf Variablen sind signifikant auf einem Niveau von mindestens 98%. Die Variable μ besagt mit einem Wert von 0,137, dass die Rehospitalisierung innerhalb von 60 Tagen nach Entlassung einen über die Zeit durchschnittlichen Wert von 13,7% annimmt. Um diesen Wert schwanken die beobachteten Werte im Zeitverlauf. Etwaige Abweichungen hiervon können aber durch die anderen Variablen, wie den Vergangenheitswert Y_{t-1}, erklärt werden. Die Störgröße aus der dritten Vorperiode ist nur signifikant auf einem Niveau von 94,3% ist, was einen Grenzfall in der Analyse darstellt. Eigentlich sollten alle Variablen auf einem Niveau von 95% signifikant sein, und eine Unterschreitung des Wertes gibt einen Hinweis auf verbleibende Autokorrelation in den Residuen, die bereinigt werden müsste. Trotzdem konnten für die Residuen aus der Regression, wie in Abbildung 17 auf dem rechten Korrelogramm ersichtlich, keinerlei Autokorrelationen außerhalb des 95%-Konfidenzintervalls festgestellt werden, so dass keine Anpassungen mehr notwendig sind.[72]

Insofern kann nach der Identifikation und der Schätzung mit der Diagnostik des Modells fortgefahren werden. Die hier angewandten Informationskriterien bestätigten diese Modellierung als bestangepasste Regression mit Werten für das AIC von –5,71 und dem SBC von –5,55, die über denen der alternativ geprüften AR(1)- und MA(1)-Modellen lagen. Allerdings ist hinzuzufügen, dass die Unterschiede hier im Rahmen von 0,2 lagen, so dass auch ein einfacher AR(1) oder ein MA(1), die als Spezialfälle der ARMA-Klasse mit q bzw. p gleich Null gelten, ein adäquater Modellierungsansatz wären.

Durch die nachgewiesene Stationarität und die Identifikation, Schätzung und Diagnostik der Zeitreihe ist als wichtigstes Ergebnis zu konstatieren, dass keinerlei Veränderung des Trends in bezug auf die Rehospitalisierungsquoten aus dem Jahr 2002 bei den Optionshäusern festzustellen ist. Der „Drehtüreffekt" kann aufgrund dieser Datenbasis nicht bestätigt werden, so dass sich die Vermutung vermehrt auftretender intersektoraler Überweisungskreisläufen nicht bestätigt. Abschließend bleibt festzuhalten, dass das ARMA(1,3)-Modell die Zeitreihe der Rehospitalisierungsquoten am besten beschreibt, und somit für die Prognose von zukünftigen Quoten ebenso eingesetzt werden kann wie für eine Abweichungsanalyse, wenn Auffälligkeiten in den Daten entdeckt werden.

---

[72] Die hierzu berechnete Ljung Box-Q-Statistik konnte die Nullhypothese einer möglichen Korrelation der Residuen auf jedem Lag-Niveau mit mindestens 48%iger Wahrscheinlichkeit verwerfen.

5.3 Ergebnisse Leistungsausgabenverschiebung - Szenarioberechnung

In die vorliegende Analyse konnten für das 1. Halbjahr 2002 (2003) aus rund 2.500 verschiedenen ICD-Diagnosen insgesamt 18.924 (18.067) Fälle mit einem Volumen der Leistungsausgaben von 44,2 Mio. € (45,5 Mio. €) integriert werden. Dies bedeutet, dass für die Optionshäuser ein Anstieg der Leistungsausgaben um 2,9% und ein Rückgang der Fallzahlen um 4,5% zu verzeichnen ist, was die reellen durchschnittlichen Fallkosten von 2.336 € auf 2.512 € oder um 7,5% steigen lässt. Von der anfänglichen Datenbasis mit 37.944 Fällen konnten 36.991 (97,5%) Fälle abgeglichen werden, was mit 89,7 Mio. € an Leistungsausgaben einem Anteil von 96,6% der ursprünglichen Leistungsausgaben von 92,8 Mio. € entspricht. Die Differenz von 953 (2,5%) Fällen erklärt sich durch teilweise unvollständig kodierte ICD-Diagnosen, für die ein Abgleich mit DRGs lediglich spekulativen Charakter gehabt hätte.

5.3.1 Ergebnisse Simulationsberechnung

In Abbildung 18 werden die Ergebnisse der drei Szenarios auf aggregierter Basis zusammengefasst.

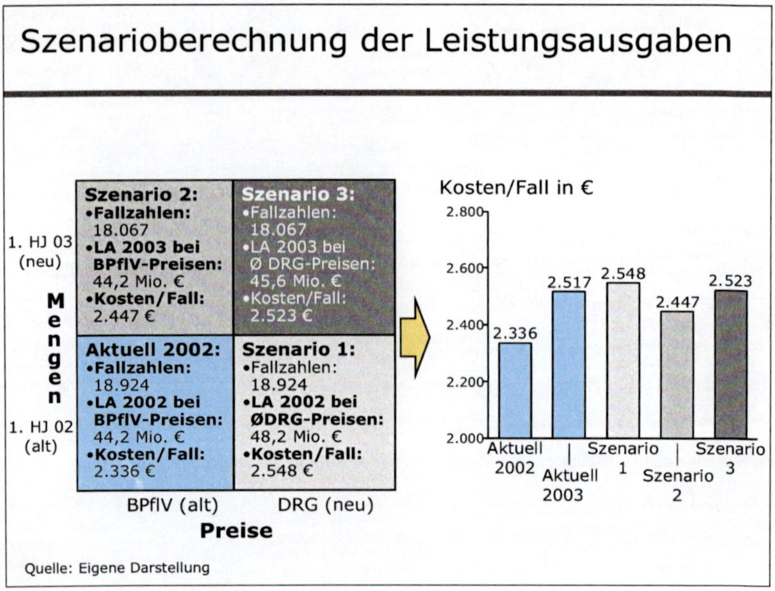

Abbildung 18: Hauptergebnisse der Szenarioberechnung

Als Ergebnis der Simulation[73] ist festzuhalten, dass das Szenario 1, das den theoretischen Preiseffekt des DRG-Systems auf die Leistungsausgaben im 1. Halbjahr 2002 simulieren soll, zu dem Ergebnis kommt, dass mit der DRG-Abrechnung systemimmanente Preissteigerungen einher gegangen wären. Im Vergleich zu den reellen Ausgaben ergäbe sich hier eine Steigerung der Leistungsausgaben von rund 9% oder 4,0 Mio. €. Anders ausgedrückt steigen die durchschnittlichen Kosten pro Fall von 2.336 € auf theoretische 2.548 € pro Patient. Insofern liefert dieses Ergebnis einen ersten Hinweis darauf, dass die Abrechnungssystematik per se einen Preisschub verursacht.

Im zweiten Szenario, in dem der Mengeneffekt unter Beibehaltung der BPflV-Sätze auf die Leistungsausgaben (LA) im 2. Halbjahr 2003 nachgeahmt werden soll, zeigt sich, dass die hypothetischen Ausgaben mit 44,2 Mio. € im Vergleich zum aktuellen Budget von 45,5 Mio. € um 1,3 Mio. € niedriger lägen. Hierbei ist jedoch zu beachten, dass die Fallzahlen 2003 im Vergleich zum Vorjahr um 4,5% abgenommen haben, womit bei unterstelltem konstanten Diagnosespektrum eine gleiche Abnahme der Leistungsabgaben resultieren müsste. Dies ist hier nicht der Fall, da die tatsächlichen Ausgaben im Jahr 2002 bei höherer Fallzahl mit den errechneten aus dem Jahr 2003 übereinstimmen. In dieser Simulation sind demzufolge ebenfalls die Kosten pro Fall angestiegen, wobei die Steigerung hier genau den Fallzahlenabschwung von 4,5% ausgleicht, so dass ein Nettoeffekt von Null resultiert. Ein möglicher Erklärungsversuch hierfür kann in der vermehrten Abrechnung komplizierter Fälle im Jahr 2003 liegen, was eine Steigerung der durchschnittlichen Fallkosten auch auf Basis der BPflV nach sich gezogen hätte.

Im Szenario 3, in dem der Kodierungseffekt der DRG-Leistungsausgaben simuliert werden soll, ergibt sich auf Basis der durchschnittlichen Relativgewichte sowie der Zu- und Abschläge mit 45,6 Mio. € keine nennenswerte Differenz zu den aktuellen Ausgaben von 45,5 Mio. €. Wie in Abschnitt 4.5.2 erläutert, wurden hier insgesamt drei Unterszenarios untersucht, mit denen die maximal, minimal und durchschnittlich möglichen Abrechnungsweisen kalkuliert wurden. Das Max-Szenario kommt zu dem Schluss, dass sich die Leistungsaus-

[73] In diesem Zusammenhang ist zu vermerken, dass eine Szenarioberechnung zwar exakte Zahlen präsentiert, diese aber aufgrund der zugrundeliegenden Annahmen in Kombination mit der Simulationstechnik keinen Anspruch auf Genauigkeit erheben können. Trotzdem werden in den vorliegenden und nachstehend erläuterten Modellrechnungen eindeutige Tendenzen ersichtlich, aus denen Interpretationen und Schlussfolgerungen gezogen werden können.

gaben auf utopisch anmutende 75,6 Mio. € beliefen, wenn die Kliniken beim ICD-DRG-Abgleich jeweils die DRG mit der höchsten Kompensation gewählt hätten. Aus einem realistischen Blickwinkel ist diese Zahl nicht mit den Budgetvereinbarungen oder mit den wahren Krankheitsbildern und somit den erbrachten Leistungen in Einklang zu bringen. Jedoch zeigt dieses Szenario zumindest, dass die Krankenhäuser weit entfernt davon sind, die theoretisch gegebenen Freiheitsgrade bei der Abrechnung auszuschöpfen. Die Simulation des Min-Szenarios führte zu mutmaßlichen Leistungsausgaben von 26,3 Mio. €. Damit darf auch im umgekehrten Fall vermerkt werden, dass die Krankenhäuser - schon aus Existenzgründen - nicht bemüht erscheinen, etwaige Anpassungen nach unten vorzunehmen.

Als Zwischenergebnis ist demnach festzuhalten, dass die DRG-Systematik nach der hier vorgenommenen Überprüfung einen systemimmanenten Preisanstieg verursacht, der auch teilweise durch die vermehrte Abrechnung komplizierter Fälle erfolgt sein kann. Somit erscheint es realistisch, aufgrund der hier skizzierten Szenarios anzunehmen, dass der Anstieg der Kosten in erster Linie auf den in Abschnitt 4.5.2 vorgestellten realen Effekt zurückzuführen ist, der eine logische Konsequenz eines komplexeren Behandlungsportfolios oder der Anhebung der Relativgewichte sein kann. Da in Deutschland in dieser Phase erstmals Relativgewichte eingeführt wurden, entspräche der Anstieg dem Unterschied zwischen BPflV-Sätzen und DRG-Erlösen. Der zweite Haupteffekt hingegen, das Upcoding, lässt sich auf Basis der hier untersuchten Szenarios nicht als relevante Einflussgröße identifizieren.

In einem zweiten Schritt soll hier nach den Ursachen eines systemimmanenten Preisanstieges gesucht werden, denn es erscheint vor dem Hintergrund der eigentlich budgetneutral geplanten DRG-Einführung verwunderlich, warum eine solche Kostensteigerung pro Fall stattgefunden hat.[74] Das Szenario 3 hatte gezeigt, dass bei dem vorliegenden Diagnosespektrum keine Erlösmanipulationen ersichtlich wurden. Vielmehr wurde auf aggregiertem Niveau im Durchschnitt konform mit der DRG-Vergütung abgerechnet. Die Kosten pro Fall - der Logik der neuen Abrechnung folgend - ergeben sich aus dem Produkt von Relativgewicht der Diagnose und Basisrate des Krankenhauses bereinigt um Ab- und Zuschläge durch Verweildauergrenzen. Insofern kann der Grund der Preissteigerung nur in den Komponenten der Vergütung

---

[74] Budgetneutral bedeutet in diesem Zusammenhang, dass die Optionshäuser eine Budgeterweiterung von weniger als 1% erhalten, die dem durchschnittlichen Einnahmenzuwachs der Krankenkassen entspricht.

liegen, die daraufhin zu untersuchen sind. Die Fragen, die hier mit einer einfachen Korrelationsanalyse beantwortet werden sollen, lauten daher:

Gibt es einen Zusammenhang zwischen Preissteigerung und a) Relativgewichten, b) Basisraten und c) Verweildauern. Ein Zusammenhang zu a) würde zeigen, dass die Relativgewichte einen Einfluss hätten und somit in der Berechnung der Gewichte einige Faktoren unberücksichtigt geblieben sind. Eine Beziehung zu b) würde auf die falsche Ausgestaltung der Basisraten einzelner Krankenhäuser hinweisen, so dass die Ursachen in den Budget- und Leistungsverhandlungen zu suchen wären. Eine Korrelation zu c) könnte betonen, dass die Zu- und Abschläge ungenügend geprüft wurden und die Kurzliegerkomponente des Systems falsch eingeschätzt worden ist.

Die errechneten Korrelationskoeffizienten für a) und b) liegen unter 0,05, so dass von keinem systematischen Zusammenhang zwischen Preissteigerung und Relativgewichten oder Basisraten ausgegangen werden kann. Der Koeffizient für die Korrelation zwischen Preissteigerung und Verweildauer hingegen lag bei -0,25, so dass hier eine relevante Wechselbeziehung angenommen werden darf. Je höher die Preissteigerung ausfällt, desto niedriger sind die Verweildauern und vice versa. Diese Wechselbeziehung gibt somit einen ersten Hinweis auf die potenzielle systembedingte Preissteigerung, die einer weiteren Unterteilung bedarf. In Tabelle 11 sind die Leistungsausgaben aus dem 1. Halbjahr 2002 und 2003 nach Verweildauern kategorisiert, wobei drei Kategorien gebildet wurden.

	2002				**2003**			
	Kat. 1	**Kat. 2**	**Kat. 3**	**Gesamt**	**Kat. 1**	**Kat. 2**	**Kat. 3**	**Gesamt**
Fallzahlen (in %)	**4.891** (25,8%)	**7.698** (40,7%)	**6.335** (33,5%)	**18.924** (100%)	**4.584** (25,4%)	**7.742** (42,8%)	**5.741** (31,8%)	**18.067** (100%)
Kosten (Mio. €) (in %)	**2,44** (5,5%)	**11,97** (27,1%)	**29,80** (67,4%)	**44,21** (100%)	**5,40** (11,9%)	**16,81** (37,0%)	**23,26** (51,1%)	**45,47** (100%)
Kosten/Fall (€)	**499,7**	1554,8	4703,0	2.336	**1.179,4**	2.171,6	4.051,9	2.517
Veränderungsrate der Kosten/Fall von 2002 auf 2003					**146%**	39%	-14%	

Tabelle 11: Verweildauerkategorisierung der Fallzahlen

Die erste Kategorie umfasst alle Fälle mit einer Liegezeit bis einschließlich drei Berechnungstagen. Diese Gruppe entspricht in den Budgetverhandlungen der Krankenkassen mit den Krankenhäusern dem Kurzliegeranteil im vollstationären Bereich (o.V. 2000). Als zweite Kategorie werden die Fälle mit einer durchschnittlichen Verweildauer über drei und unter der durchschnittlichen Verweildauer von acht Tagen gewählt, die dritte Kategorie beinhaltet die Patienten mit überdurchschnittlicher Liegezeit, also größer als acht Tagen. Für alle drei Gruppen sind in der Tabelle für den jeweiligen Zeitabschnitt die absoluten und prozentualen Fallzahlen und Kosten sowie die Kosten pro Fall abgetragen.

Diese Unterteilung liefert ein überraschendes Ergebnis. Während bei den Fallzahlen prozentual keine nennenswerte Verschiebung zwischen den Kategorien stattfindet, tritt diese bei den Veränderungsraten der Kosten umso deutlicher zutage. Der Anteil an den Kosten der ersten und zweiten Kategorie betrug 2002 noch 32,6% und stieg 2003 auf 48,9%. Aus diesen beiden Tatsachen, der prozentual recht konstanten Fallzahlenaufteilung und der Kostensteigerung in den Kategorien 1 und 2, resultiert, dass die Kosten pro Fall der Kurzliegergruppe um 146% und die der zweiten Kategorie um 39% auffällig stark gestiegen sind, während die Kosten pro Fall der Gruppe mit mehr als acht Tagen Verweildauer um 14% gesunken sind. In einem nächsten Schritt ergibt sich daraus eine weitere interessante Einsicht. Durch Subtraktion der jeweiligen Leistungsausgaben der Kurzlieger von den aggregierten Summen in 2002 und 2003 ergibt sich ein Budget für die Kategorien 2 und 3 im 1. Habjahr 2002 (2003) von 41,77 (40,07) Mio. €. Nach Division durch die respektiven Fallzahlen von 14.033 (13.483) ergeben sich hier kumuliert durchschnittliche Fallkosten von 2.977 € (2.972 €). Nach Bereinigung der gewaltigen Kostensteigerung für Kategorie 1 darf die Schlussfolgerung gezogen werden, dass die gemeinsamen Fallkosten für Kategorie 2 und 3 fast exakt auf Vorjahresniveau lägen, was dem Ziel der geplanten budgetneutralen Einführung des DRG-Systems entspräche. Der systemimmanente Kostenanstieg kann demnach fast ausschließlich auf die erhöhten Kosten im Kurzliegerbereich zurückgeführt werden, was darauf hindeuten könnte, dass die Zu- und Abschläge des Systems a priori ungenügend geprüft wurden und die Kurzliegerkomponente des Systems falsch eingeschätzt worden ist. Mit diesem Ergebnis konnte demzufolge die Hauptursache des überraschenden Kostenanstieges identifiziert werden. Dies wird im nächsten Kapitel weiterführend diskutiert.

6 DISKUSSION

Zunächst sollen im folgenden Abschnitt unter Bezugnahme auf die in Tabelle 2 geschilderten Erwartungen hinsichtlich der veränderten Anreizbedingungen die empirischen Ergebnisse aus der vorliegenden Arbeit evaluiert werden, bevor empirische Trends aus anderen DRG-Ländern geschildert werden. Diese empirischen Trends werden dann mit den Ergebnissen der hier vorliegenden Untersuchung verglichen, so dass schlussendlich eine Synthese aus Theorie, empirischen Trends und eigenen Ergebnissen eine fundamentale Basis für die Diskussion zur Bewertung der Konsequenzen der Reform bildet. Hernach sollen die strategischen Implikationen und Handlungsoptionen für die betroffenen Akteure, die Krankenhäuser und Krankenkassen, geschildert werden, mit denen diese auf die Konsequenzen der Reform reagieren können. Dieser Diskussionspunkt mündet in einem thesenartigen Resümee, worauf ein Fazit und Ausblick auf zukünftige Entwicklungen gegeben wird.

6.1 Abgleich von Anreizwirkungen mit eigenen Ergebnissen

Nach Präsentation der Ergebnisse in der vorliegenden Arbeit sollen die Resultate der Analysen mit den theoretischen Anreizwirkungen aus Tabelle 2 abgeglichen werden. Entgegen der theoretischen Aussage, dass die DRG-Systematik zur Kostendämpfung und zum Rentabilitätsfokus bei Krankenhäusern führt, wurde durch die deskriptive Statistik und die Szenarioberechnung bestätigt, dass sich aus der vorliegenden Analyse keine Tendenz zur Kostendämpfung ergibt. Die Kostensteigerung pro stationär behandeltem Patienten ergab sich vielmehr aus der Kombination von systemimmanentem Preisanstieg bei den Kurzliegern und vermutlich einer vermehrten Kodierung komplizierter Fälle. Der sprunghafte relative Anstieg der Kostenposition der Optionshäuser ist dieser Analyse zufolge eine ungewünschte Auswirkung, die aber vornehmlich systembedingter Natur ist. Eine Kostendämpfung bzw. eine Verlangsamung der Kostensteigerung hätte durch eine Anpassung der Abschlagsrelationen bei Kurzliegern möglicherweise erfolgen können, denn die Fälle mit einer Liegezeit von mindestens vier Tagen offenbaren, dass ein in diesem Zusammenhang sorgfältig implementierter DRG-Steuerungsmechanismus durchaus den gewünschten Effekt erzielen könnte.

Des Weiteren konnte keine Kompensationsstrategie seitens der Kliniken verzeichnet werden, die darauf aufbaut, die Verringerung der Verweildauern durch einen Anstieg der Fallzahlen aufzuwiegen. Die Verringerung der Verweildauer geht nicht mit einem gleichzeitigen Anstieg der Fallzahlen einher, so dass den Kliniken keinesfalls eine klar ersichtliche Kompensationsstrategie unterstellt werden kann. Erstaunlich ist der weniger ausgeprägte Verweildauerrückgang der Optionskliniken, was aber partiell durch die oben besprochene Vorteilhaftigkeit der Einhaltung unterer Grenzverweildauern bedingt sein kann, um so Abschläge zu vermeiden.

In den theoretischen Anreizwirkungen wurde außerdem formuliert, dass bei der Kodierung Manipulationen als Strategie zur Erlösmaximierung befürchtet werden. Wie oben bereits angesprochen, kann auch dies den Krankenhäusern durch tendenziell gesunkene Fallzahlen und konstante Rehospitalisierungsquoten auf Basis der Szenarioberechnung und der Zeitreihenanalyse in summa nicht nachgewiesen werden. Es kann lediglich davon ausgegangen werden, dass nun vermehrt kompliziertere Fälle abgerechnet werden, was aber eher einen Nebeneffekt darstellt. Schlussendlich wurde kein Hinweis darauf gefunden, dass die Kliniken eine potenzielle Selektion von Patienten auf der Basis von Ressourceneinsatz und Erlösverhältnis vornehmen und eine Leistungsverlagerung in andere Versorgungsbereiche betreiben. Die konstanten Rehospitalisierungsquoten bestätigen im Rahmen der Zeitreihenanalyse zumindest keine Existenz vermehrt auftretender intersektoraler Überweisungsketten („Drehtüreffekt"). Auch scheint dieses Ergebnis zumindest darauf hinzuweisen, dass die oftmals befürchteten „blutigen Entlassungen", die im schlimmsten Fall eine Wiedereinweisung vonnöten machen würden, ausgeblieben sind. Unterstützend sind in diesem Zusammenhang nochmals die relativ geringer gesunkenen Liegezeiten der Optionshäuser anzuführen. Als Fazit bleibt festzuhalten, dass die theoretischen Anreizwirkungen in den meisten Fällen nicht auf die hier untersuchte Teilstichprobe übertragbar sind. Hierbei ist hinzuzufügen, dass zwar die theoretisch begründbaren Anreizgefahren in der Untersuchung nicht bestätigt werden können, aber der hier untersuchte Zeitraum und der Stichprobenumfang keine finale Aussage und Bewertung für das gesamte G-DRG-System zulassen.

6.2 Trends aus DRG-Ländern

Zu Zwecken der Vergleichbarkeit der eigenen Ergebnisse soll im folgenden Abschnitt auf die empirisch gefundenen Trends aus anderen DRG-Ländern und die ersten Erfahrungen im bundesdeutschen System eingegangen werden. Viele der erwähnten Studien beziehen sich auf das Mutterland der DRGs, die USA. Wie bereits erwähnt, können solche internationale Erfahrungen nur bedingt auf das deutsche System übertragen werden. Gründe hierfür sind etwa die weitreichenden Unterschiede bei der Entlohnung von Krankenhausärzten (Angestelltenmodell in Deutschland versus Belegarztsystem[75] in den USA) sowie der deutlich höhere Anteil privater Kliniken in den USA. Es ist dennoch wahrscheinlich, dass sich klare, empirisch nachweisbare Trends auch in Deutschland abzeichnen, da für die Akteure in deutschen Krankenhäusern zumindest ähnliche Anreizwirkungen wie für die ausländischen Pendants zu erwarten sind.

6.2.1 Kosten/Rentabilität

Nach Einführung des Prospective Payment System (PPS) wurde die Kostenentwicklung der Medicare-Versicherung von Helbing und Latta (1990) untersucht. Während die durchschnittliche jährliche Wachstumsrate der Kosten von 1974 (11,2 Mrd. US$) bis zur PPS-Einführung 1983 (53,4 Mrd. US$) bei 19,0% lag, konnte der jährliche Anstieg zwischen 1984 (59,1 Mrd. US$) und 1987 (75,8 Mrd. US$) auf 8,6% verlangsamt werden. Dieser Trend setzte sich weiter fort und mündete darin, dass noch 1980 die Ausgaben für den Krankenhausbereich (inkl. integrierter Pflegeheime und häuslicher Krankenpflege) 73% der gesamten Medicare-Zahlungen[76] ausmachten, während es 1997 nur noch 59% waren (Coffey und Lewis 2000). Knüppel (2003) kommt in seiner Arbeit zu einem ähnlichen Ergebnis. Zwar wuchsen in den ersten fünf Jahren nach Einführung des PPS die Ausgaben von Medicare für die stationäre Versorgung inflationsbereinigt um 3%, jedoch betrug die Steigerung in den fünf Jahren vor der Einführung weitaus mehr, nämlich inflationsbereinigt 45%. Das bedeutet, dass der Trend zur Ausgabensteigerung nicht gestoppt werden konnte, aber die Wachstumsrate deutlich abgesenkt werden konnte. Russel und Manning (1998) konnten nach der Einführung Einsparungen feststellen, die zu rund zwei Dritteln auf geringere Krankenhausverweildauern und zu einem Drittel auf geringere Einweisungs- und damit Fallzahlen zurückzuführen waren.

Prinzipiell kann die die Entwicklung in den USA seit der PPS-Einführung in drei Phasen unterteilt werden. Nach Berechnungen des Congressional Budget Office lagen die Kosten der

---

[75] Während die Ärzte eindeutig einen Großteil der Krankenhausbelegung und -kosten steuern, ist es wichtig zu bedenken, dass die Bezahlung der Arztgehälter nicht in der DRG-Vergütung der USA enthalten ist. Der Herzchirurg, der Kardiologe und der Anästhesist, die in Gemeinschaft einen Medicare-Patienten bei einer Bypassoperation behandeln, senden alle Rechnungen für ihre Leistungen an die Medicare-Versicherung und werden einzeln aus dem DRG-basierten Vergütungstopf auf Basis von Fee-for-Service Rahmenverträgen entlohnt. Diese Ärztevergütungen basieren nicht auf DRGs oder dem PPS (Coffey und Lewis 2000).

[76] Die Einführung des Prospective Payment System (PPS) für die Krankenhausvergütung in den USA bewirkte Mitte der 80er Jahre die wohl bedeutendste Veränderung seit der Einführung von Medicare und Medicaid 20 Jahre zuvor. Durch das PPS wurde die Vergütung der Akutversorgung für Medicare-Patienten von einem Kostenerstattungssystem auf ein DRG-Vergütungssystem umgestellt. Momentan sind ca. 38 Millionen Amerikaner über dieses Programm versichert (Coffey und Lewis 2000).

US-amerikanischen Krankenhäuser 1984 etwa 10% unter dem bei der Kalkulation der Fallpauschalen errechneten Wert, wodurch unmittelbar nach der Einführung hohe Gewinne im Medicare-Bereich realisiert werden konnten. Die Margen in diesem Bereich lagen in den Jahren von 1984 bis 1987 über denen der anderen Versicherungsbereiche (Phase I). Andere Schätzungen gehen von noch größeren Kostensenkungen aus (Rausch 1991).

In Phase II von 1988 bis 1993 gingen die Gewinne zurück, wobei die Verluste im Medicare-Sektor insgesamt durch andere Sparten ausgeglichen werden konnten. Dieser Rückgang ist zum Teil auf Preisanpassungen durch die HCFA zurückzuführen, durch die ein Teil der Gewinne wieder abgeschöpft wurde (Sloan 1991).[77] Nach diesem Zeitraum kam es in Phase III von 1994 bis 1999 aufgrund der Absenkung der Fallkosten in den Krankenhäusern wieder zu einem deutlichen Anstieg der Margen im Medicare-Sektor, da die von der HCFA vorgegebenen Preissteigerungsraten über dem Kostenanstieg lagen. In diesen Jahren lag die Gewinnspanne durch Medicare wieder deutlich über der aus dem Leistungsbereich der privaten Versicherungen. Aufgrund der aufgetretenen hohen Gewinne sind die Preisanpassungen durch die HCFA in den letzten Jahren sehr gering ausgefallen (Mansky 2000) und dürften somit wieder zu sinkenden Margen führen. Diese Beobachtung impliziert, dass die Gewinne einem Zyklus ähnlich eines typischen Konjunkturverlaufes folgen.

Auch in Deutschland gibt es bereits Erfahrungen mit der Vergütung stationärer Behandlungen auf der Basis von DRGs. Eine erstaunliche Entwicklung war beim „Kieler Modell", einem deutschen Modellversuch, zu beobachten.[78] Bei weitgehend unveränderter Patientenstruktur sanken die Fallkosten nach der Einführung des DRG-Systems innerhalb von zwei Jahren um fast 40%, während im gleichen Zeitraum die bundesweiten Ausgaben der Finanzierungsträger für stationäre Leistungen um mehr als 10% stiegen (Rüschmann 1988). Schrieb die Modellklinik im Fiskaljahr 1985 noch rote Zahlen, konnte 1986 bereits ein positives Betriebsergebnis ausgewiesen werden. Nach Ansicht der Deutschen Angestellten Krankenkasse (DAK)

---

[77] Wichtig erscheint in diesem Zusammenhang darauf hinzuweisen, dass die Gewinne amerikanischer Kliniken zum Großteil im Krankenhaus verbleiben, wodurch im Gegensatz zu der Mehrzahl der deutschen Kliniken ein erhebliches Interesse an Profiten besteht. Trotz der Kosteneinsparungen gelang es allerdings rund 20% der Kliniken zunächst nicht, unter dem neuen Vergütungsmodell kostendeckend zu arbeiten.

[78] Im September 1985 vereinbarten die private Augenklinik Dr. Uthoff Kiel-Bellevue und die AOK Kiel ein diagnosebezogenes Festpreissystem, das auf 3 Jahre festgelegt wurde. Dieses sogenannte „Kieler Modell" wurde ohne jede Rechtsgrundlage vereinbart und seitens der anderen Kassen und des Landes Schleswig-Holstein stillschweigend geduldet.

geht das neue Abrechnungssystem für die Krankenhäuser im Jahr 2003 bundesweit mit Mehrkosten einher. Vor allem für Patienten, die nur ein bis zwei Tage in den Kliniken blieben, lagen die Rechnungen nach einer vorläufigen Untersuchung teilweise um das Doppelte höher als nach dem alten Preissystem (Jaklin 2003). Ferner hat die Techniker Krankenkasse (TK) im bundesweiten Durchschnitt Mehrkosten bis zu 30%, im Einzelfall sogar bis zu 400%, festgestellt (Wittmann 2003). Dem allerdings widersprechen die Krankenhausgesellschaften der Länder, die feststellen, dass es 2003 keine nennenswerte durchschnittliche Erhöhung der Fallkosten gegeben habe (Deutsche Krankenhausgesellschaft 2003a).

In Schweden, wo ein DRG-System Anfang der 90er Jahre eingeführt wurde, verglich Hakansson (2000) die Daten von Krankenhäusern aus fünf Provinzen, die frühzeitig zum neuen System übergegangen waren, mit einer Kontrollgruppe, die am alten Budgetsystem festhielt. Ziel der Untersuchung war eine Produktivitätsmessung, wobei Produktivität als Quotient aus Leistung (Anzahl der stationär und ambulant behandelten Patienten) und bereinigten Kosten definiert wurde.[79] Mit einer Ausnahme stieg die Produktivität in allen Modellregionen um einen zweistelligen Prozentsatz, während die Kontrollgruppe nur einen Zuwachs von 2,4% verbuchen konnte. Dies war hauptsächlich auf die Kostensenkungen zwischen 4,0% und 11,3% in den Kliniken der Modellregionen zurückzuführen.[80]

In Italien, wo das System 1995 eingeführt wurde, kommen Aparo et al. (1999) in einem Beobachtungszeitraum von fünf Jahren zu dem Schluss, dass in den ersten beiden Jahren eine starke Kostensenkung von 15,6% bzw. 26,2% stattgefunden hat, bevor danach leichte Steigerungen zwischen 4,6% und 5,1% verzeichnet wurden.

Nach der Schilderung von mehrheitlich positiven Entwicklungen soll hier auch auf die kritischen Stimmen eingegangen werden. Mehrere Autoren haben sich mit der Beeinflussung der Kosten durch eine veränderte Kostenverteilung in den USA auseinandergesetzt, da das PPS nur für den stationären Bereich eingeführt wurde, während die ambulanten Leistungen weiterhin nach dem Kostenerstattungsprinzip abgerechnet wurden. Die Frage lautete also, ob

---

[79] Dieser Indikator stellt einen Gradmesser für die Anzahl der Behandlungen pro eingesetzter Geldeinheit dar.

[80] Hjortsberg und Ghatnekar (2001) weisen darauf hin, dass die Gesundheitskosten in Schweden in der zweiten Hälfte der 90er Jahre inflationsbereinigt um ein bis zwei Prozentpunkte zurückgegangen sind. Schweden ist damit das einzige Land innerhalb OECD-Staaten, das seine Gesundheitskosten kontinuierlich senken konnte.

der Spielraum bei den anwendbaren Kostenrechnungsverfahren zu einer Kostenverschiebung der Gemeinkosten[81] in den ambulanten Sektor geführt hatte.

Der Anstieg ambulanter Leistungen zwischen 1983 und 1993 um 75% veranlasste Eldenburg und Kallapur (1997, 2000) zu untersuchen, inwieweit dieser Anstieg durch die Auslagerung stationärer Leistungen in den ambulanten Sektor zu erklären ist und inwiefern die Kostenverteilung die Dämpfung der Ausgaben im stationären Bereich beeinflusst hatte. Insgesamt konnte bei 68 Krankenhäusern im Staat Washington ein Anstieg der ambulanten Leistungen für Medicare-Patienten im Zeitraum zwischen 1977 und 1991 von 5,8% auf 25,3% beobachtet werden, wobei der gravierendste Anstieg 1983 und 1984, also direkt nach der Einführung des PPS, zu verzeichnen war. Der Anstieg ambulanter Behandlungen für andere Patienten verlief unterproportional. Des Weiteren wurde festgestellt, dass zwischen 1984 und 1991 ein kontinuierlicher Gemeinkostenzuwachs im ambulanten Bereich stattgefunden hatte, wodurch die veränderte Kostenverteilung nachgewiesen werden konnte und somit auch ein Teil der Kostendämpfung im stationären Sektor erklärt wurde. Insofern erscheint Vorsicht geboten, wenn die proklamierten Erfolge rein auf Zahlen des stationären Sektors beruhen. Tatsächlich ist der proportionale Anstieg zwischen dem relativen Kostenzuwachs in den stationären - verglichen mit den ambulanten - Abteilungen gebremst worden, was zu Teilen auf die Aufspaltung der Gemeinkosten zurückzuführen ist.

Auch eine internationale Studie von Forgione und D´Annunzio (1999) kommt zu dem Schluss, dass über einen Zeitraum von zehn Jahren insgesamt kein kostenreduzierender Gesamteffekt im Gesundheitssektor durch die DRG-Einführung stattgefunden hat. Allerdings ist hier zu bemerken, dass dieser Arbeit ein deskriptiver Direktvergleich von OECD-Staaten zwischen DRG-Anwenderländern und Nicht-DRG-Anwenderländern auf Basis von makroökonomischen Indikatoren wie bspw. dem Anteil der Gesundheitsausgaben am Bruttoinlandsprodukt zugrunde liegt. Demzufolge kann der Arbeit der beiden Autoren nicht entnommen werden, wie sich die isolierten Ausgaben im stationären Sektor entwickelt haben.

---

[81] Normalerweise liegt der Anteil der Gemeinkosten im Krankenhausbetrieb durch die sehr komplexen und arbeitsteiligen Prozesse bei etwa 75%. Gemeinkosten werden allgemein definiert als Kosten, die keinem Produkt (keiner Leistung) als Verursacher zugeordnet werden können, z. B. die Kosten der Verwaltung, des Managements, und die deshalb nach einem Schlüssel pauschal umgelegt werden, oder über innerbetriebliche Leistungsverrechnung z. B. für Serviceleistungen der Querschnittseinheiten aufgeteilt werden.

Insgesamt kann das Fazit gezogen werden, dass die Steigerung bei den Gesundheitsausgaben durch Einführung der DRGs etwas zurückgegangen ist. Dieser Rückgang ist jedoch auch anderen Anstrengungen wie den Managed Care-Aktivitäten[82] der privaten Versicherungen zuzuschreiben, was eine eindeutige Bewertung der Kostenseite erschwert. Trotzdem erscheint es unwahrscheinlich, dass die Kostendämpfung über diesen Zeitraum ohne die finanziellen Anreize der DRGs möglich gewesen wäre (Coffey und Lewis 2000). Einen ähnlichen Schluss ziehen Forgione und D´Annunzio (1999): „Generally, the DRG approach has been perceived as providing a net improvement over the preceding payment systems of OECD countries with regard to containing skyrocketing health care costs."

6.2.2 Verweildauer/Fallzahlen

In den USA sank die Verweildauer nach Einführung der HCFA-DRGs deutlich stärker als in den Jahren zuvor. Insgesamt ging die mittlere Verweildauer von 1984 bis 1996 bei einem Ausgangsniveau von etwa sieben Tagen um ca. 28% zurück. Dieser so dargestellte monokausale Zusammenhang zwischen DRG-Einführung und Verkürzung der Verweildauer lässt sich jedoch weiter differenzieren, denn in allen Ländern der OECD haben verschiedenste Bemühungen zu einer Verkürzung der Verweildauer geführt (vgl. Abbildung 4).

Die Tatsache, dass das DRG-System in den USA zunächst lediglich für die Vergütung von Medicare-Patienten eingesetzt wurde, lässt einen isolierten Vergleich zwischen den unterschiedlichen Vergütungsmodellen zu. In Kliniken, die zu einem sehr frühen Zeitpunkt auf das neue Entgeltverfahren umstellten, sank die Verweildauer von Medicare-Patienten um 14,6%, verglichen mit einem mittleren Rückgang der Verweildauer um 7,9% in Krankenhäusern, die nicht nach HCFA-DRGs abrechneten (Sloan 1991). Eine Untersuchung von 84 Krankenhäusern in New Jersey, bei denen das DRG-System zum Einsatz kam, ergab, dass die durch-

---

[82] „Managed Care ist ein integrierter Ansatz zur Steuerung und Regelung von Finanzierung und Leistungserbringung im Gesundheitswesen, mit dem Ziel die Qualität zu verbessern und die Wirtschaftlichkeit zu erhöhen. Zentrale Maßnahmen sind dabei der Abschluss von Verträgen mit ausgewählten Leistungserbringern sowie die Einflussnahme auf die Leistungserbringer und die Versicherten durch datengestützte Informationen und Vorgaben" (Neuffer 1997). Die wichtigsten Maßnahmen im Einzelnen sind:

- Gatekeeping/Hausarztmodell - Facharztbesuch nur bei vorheriger Überweisung durch den Hausarzt
- Disease Management Programme - Behandlung von häufig auftretenden Krankheiten nach Leitlinien, Begleitung des gesamten Krankheits- und Therapievorgangs durch einen Disease Manager
- Utilization Management - Verhinderung, Vermeidung und Verkürzung von stationären Behandlungen durch verpflichtende Voranmeldungen, Zweitmeinungsgremien, Verweildauerfestlegung und Entlassungspläne (Organisation der Nachbehandlung)
- Lieferantenmodell - Substitution von Markenprodukten durch Generika, Reduzierung des Arzneimittelverbrauchs und der Marktmacht der Pharmaindustrie

schnittliche Verweildauer um 6,5% unter der durchschnittlichen Verweildauer in 76 Kliniken Pennsylvanias lag, die noch nach dem alten, retrospektiven System vergütet wurden. Sämtliche empirischen Studien mit ähnlichem Untersuchungsspektrum in den USA kamen zu analogen Ergebnissen (vgl. hierzu den Übersichtsartikel von Feder at al. 1991). Eine Ausnahme bildet die Untersuchung von Mayer-Oakes et al. (1988), die zeigen, dass die Abnahme des Krankenhausaufenthaltes bei Medicare-Patienten mit 15% unter dem Wert einer Vergleichsgruppe von 43% liegt. Hierbei ist jedoch hinzuzufügen, dass die Studie als wenig repräsentativ einzuordnen ist, da insgesamt nur jeweils 200 Patientendaten aus drei kalifornischen Gemeindekrankenhäusern für zwei unterschiedliche Perioden analysiert wurden.

Auch im Rahmen des "Kieler Modells" sank die durchschnittliche Verweildauer im Modellkrankenhaus bei nahezu konstantem Diagnosespektrum von neun auf etwa drei Tage (Rüschmann 1988). Einer Studie des Verbandes der DAK zufolge sank die durchschnittliche Verweildauer nach DRG-Einführung in Deutschland um rund 30% (Wöhrmann 2003). Dieses Resultat wird durch eine Auswertung der Barmer Ersatzkasse bestätigt, die von Januar bis April 2003 etwa 50.000 Fälle aus 300 Optionshäusern analysiert hat. Nach diesen Berechnungen hat sich die durchschnittliche Verweildauer der Barmer-Patienten von 7,9 Tagen im Jahr 2002 auf 6,7 Tage im Zeitraum Januar bis April 2003 verkürzt (Schlingensiepen 2003). Ferner sind die Liegezeiten der TK-Patienten im 1. Halbjahr 2003 im Vergleich zum Vorjahreszeitraum zurückgegangen. In Berlin-Brandenburg sanken die Liegezeiten von 7,8 auf 6,9 Tage und in Niedersachsen wurde für 70 Krankenhäuser errechnet, dass sich die Dauer des Aufenthalts von 6,7 Tagen je Patient im ersten Quartal des Jahres 2002 auf 5,6 Tage im Jahr 2003 verkürzte (TK 2003a und 2003b).

In Skandinavien kamen ebenfalls einige Studien zu dem Schluss, dass die Einführung der DRG-Abrechnung einen Rückgang der Krankenhausverweildauern zur Folge hatte. In Norwegen sank diese zwischen 1994 und 1998 um 5,2% (Lundgren et al. 2000) und in Schweden sogar um 23% (Paulson 1999). In Österreich hingegen, wo seit 1997 mit der Leistungsorientierten Krankenhausfinanzierung (LKF) ein den DRG-Systemen ähnliches Abrechnungsmodell installiert wurde, kommen Frick et al. (2001) zu einem gemischten Ergebnis. Auf Basis ihrer Zeitreihenanalyse ziehen sie den Schluss, dass ein signifikanter Verweildauerrückgang nur in 3 von 21 Fachgebieten stattgefunden hat. Sie argumentieren, dass in allen anderen

Fachgebieten die LKF-Einführung die durchschnittlichen Verweildauern nicht nachweisbar und zusätzlich zu dem meist bestehenden rückläufigen Trend verändert hat.

In Italien wurde ein DRG-basiertes Vergütungssystem im Januar 1995 eingeführt. Eine Studie von fast 700.000 stationären Fällen des Jahres 1995 zeigte einen signifikanten Rückgang der Verweildauer sowohl in privaten (von 10,4 auf 7,7 Tage) als auch in öffentlichen (von 8,1 auf 6,1 Tage) Häusern (Giammanco 1999). Eine weitere Untersuchung in Rom kam sogar zu dem Schluss, dass die Verweildauer im Zeitraum von 1994 bis 1998 von 15,7 auf 6,6 Tage oder um 57,9% abgenommen hatte (Aparo et al. 1999).

Als Fazit kann festhalten werden, dass die empirischen Studien mit großer Mehrheit einen bedeutsamen Zusammenhang zwischen der Einführung eines DRG-basierten Vergütungssystems und einer Verkürzung der durchschnittlichen Verweildauer belegen.

In Abschnitt 3.1.2 wurde gezeigt, dass in der BRD von 1991-2000 der Rückgang der Krankenhausverweildauer gleichzeitig mit einem Anstieg der Fallzahlen einherging (s. Tabelle 1). Dies könnte in DRG-Systemen einen Anreiz für Krankenhäuser schaffen, die mit der Verweildauerkürzung einhergehenden Mindererlöse zu kompensieren. Nach Einführung der HCFA-DRGs in den USA wurde zum ersten Mal seit Jahren ein Rückgang der Patientenaufnahmen festgestellt. Schätzungen gehen davon aus, dass die Einweisungsrate im Jahr 1985 um 5,7% niedriger lag als ohne eine Vergütung auf der Basis von DRGs (Sloan 1991). Dies wird auf die Wirksamkeit der Drohung der HCFA zurückgeführt, bei stark steigenden Einweisungen Sanktionen vorzunehmen.[83]

Bezüglich der Fallzahlentwicklung weichen die Erfahrungen des „Kieler Modells" erheblich von den Ergebnissen der anderer Studien ab. Die jährliche Fallzahl der Kieler Augenklinik stieg bei unveränderter Bettenzahl von 710 im Jahr 1985 auf 2.916 im Jahr 1987. Allerdings ist diese Fallzahlentwicklung vor allem auf die Erhöhung der Anzahl einweisender Fachärzte zurückzuführen. Während 1985 lediglich sieben Ärzte ihre Patienten in die Modellklinik ein-

---

[83] Die Entschlossenheit der HCFA wurde durch eine verstärkte Überwachung von 1.000 Kliniken unterstrichen, in denen „ungewöhnliche" Fallzahlanstiege registriert wurden (Lauterbach und Lüngen 2000). Darüber hinaus wurde im obigen Abschnitt auch die Leistungsverlagerung in den ambulanten Sektor beschrieben, wodurch sich Fallzahlen im stationären Sektor automatisch verringern.

wiesen, waren es Ende 1987 bereits 259 Ärzte mit steigender Tendenz. Insgesamt stellte die Abrechnungsstelle der AOK hierzu fest, dass die Fallzahlen nicht maximiert wurden, sondern dass lediglich eine Verschiebung von Marktanteilen von den Wettbewerbern hin zur Modellklinik stattgefunden hatte.[84] In der Studie des Verbandes der DAK wurde ein „Drehtüreffekt" vermutet, da der Rückgang der Verweildauern mit einem Anstieg der Fallzahlen von 5-6% in den deutschen Optionskliniken einherging (Wöhrmann 2003). Die TK Berlin-Brandenburg stellte fest, dass die Fallzahlen in Brandenburger Krankenhäusern um 4% im ersten Halbjahr 2003 im Vergleich zum Vorjahreszeitraum gestiegen sind. Gleichzeitig habe die Quote der Patienten, die wiederaufgenommen wurden, um 3% zugenommen (TK 2003a).

Auch in Skandinavien wurde ein Anstieg der Fallzahlen verzeichnet, der in Schweden zwischen 1990 und 1993 im Bezirk Stockholm bei 5,0% lag (Paulson 1999). In Norwegen wurde zwischen 1994 und 1998 sogar eine Steigerung um 9,5% verzeichnet (Lundgren et al. 2000), wohingegen in Österreich nicht von einer simplen Kompensationsstrategie ausgegangen werden kann, dass niedrigere Verweildauern automatisch zu verstärkten Aufnahmezahlen seitens der Leistungsanbieter im stationären Gesundheitswesen führen. Dort, wo ein abrupter, zusätzlicher Anstieg der Krankenhausaufnahme bzw. Hospitalisierungsquote feststellbar war, wurde er meistens nicht von einer synchronen, zusätzlichen Verweildauerabsenkung begleitet (Frick et al. 2001). Dieses Ergebnis wird unterstützt von Soswinski (1998), der für das österreichische Burgenland mit 1,1% keinen nennenswerten Anstieg der Fallzahlen nachweist.

In Italien nahm die Zahl der behandelten Fälle in öffentlichen Krankenhäusern nach der Einführung von DRG-Fallpauschalen ebenfalls ab, während sie in privaten Kliniken annähernd konstant blieb, was eine sinkende Bettenauslastung nach sich zog. Trotz des Rückgangs der Fallzahlen war insbesondere in öffentlichen Häusern ein signifikanter - wenn auch nicht besonders ausgeprägter - Anstieg der Wiedereinweisungen zu verzeichnen. Dieses veränderte Verhaltensmuster kann als Bestätigung der Existenz des „Drehtüreffekts" interpretiert werden (Giammanco 1999). Insofern liefern die empirischen Arbeiten keine eindeutige Aussage zur Entwicklung der Fallzahlen nach Umstellung auf ein DRG-basiertes Vergütungssystem, aber

[84] „Die Modellklinik hat doppelt so viele Fälle und nur halb so viele Pflegetage abgerechnet wie (andere Kliniken) bei vierfacher Kapazitätsvorhaltung" (Rüschmann 1988).

zumindest Hinweise darauf, wie negative Effekte durch wirksame Kontrollinstanzen verhindert werden können.

6.2.3 Kodierung

Lüngen und Lauterbach (2000) fassen in ihrem Übersichtsartikel die Studien zum Thema Upcoding zusammen. So lag die jährliche Steigerungsrate des Fallmix-Indizes laut diverser Untersuchungen aus den USA (z. B. Hsia et al. 1992) von 1983 bis 1987 zwischen 1,5% und 3,5%. Der Anteil, den das Upcoding an diesem Anstieg ausmacht, wird auf zwischen 18,8% und 73,3% geschätzt. Die Tatsache, dass Kodierfehler direkt nach der Umstellung auf das prospektive Vergütungssystem überwiegend das Krankenhaus begünstigten, wurde als Indiz für einen Maximierungseffekt interpretiert. Auch Untersuchungen in anderen Ländern (z. B. Italien) wiesen einen signifikanten Einfluss des veränderten Kodierverhaltens auf den Anstieg der durchschnittlichen Fallschwere nach. Im Zeitverlauf wird jedoch klar ersichtlich, dass es sich in erster Linie um einen Einmaleffekt handelt, der während der Einführungsphase von DRG-Fallpauschalen besonders stark in Erscheinung tritt, sich jedoch im Zeitverlauf abschwächt, so dass der reale Effekt nach einer Transitionsphase die Auswirkungen aus dem Upcoding dominiert. Insofern dokumentieren viele empirische Studien, dass das Phänomen des Upcoding für einen großen Teil des CMI-Anstiegs verantwortlich ist, diesem jedoch mit geeigneten Analysen und Qualitätskontrollen Einhalt geboten werden kann.

In Deutschland wurden erste Abrechnungserfahrungen in einem Modellversuch in den Kliniken des Main-Taunus-Kreises gemacht. Durch die Integration von Medizinischen Dokumentationsassistenten in die Abrechnungssystematik, wodurch als zusätzlicher positiver Effekt die Ärzte von Verwaltungsaufgaben entlastet werden konnten, wurde vor allem die Kodierqualität erheblich verbessert (Haack 2003). Auch hier zog die verbesserte Kodierqualität einen Anstieg des Fallmix-Indizes von 0,10 nach sich, was allerdings auf den Dokumentationseffekt, die genauere Erfassung aller Diagnosen, zurückzuführen war (Haack 2003). Die Barmer Ersatzkasse berichtet, dass seit Anfang des Jahres schwere oder komplizierte Diagnosen vier Mal häufiger als erwartet abgerechnet wurden (Wittmann 2003). Die AOK kommt in einer Zwischenbilanz ebenfalls zu dem Schluss, dass die Fallschwere (Casemix) durchgängig höher liegt als beim Verhandlungsabschluss angenommen. Dies hängt vor allem mit der verbesserten Kodierung der Krankenhäuser zusammen, bei der Nebendiagnosen und Prozeduren vollständiger erfasst werden als noch vor einem Jahr (Leber und Malzahn 2003).

6.2.4 Patientenselektion/Leistungsverlagerung

Analysen diverser Fallmix-Indizes in den USA deuten darauf hin, dass die Komplexität der stationär behandelten Fälle nach der Einführung der HCFA-DRGs gestiegen ist, was eine Erhöhung des Fallmix-Indizes zur Folge hatte. Diese Auswirkung ist u. a. auf die Verlegung vieler Fälle in den ambulanten Bereich zurückzuführen.[85] Somit erhielt der typische Patient nach DRG-Einführung wesentlich mehr Leistungen außerhalb des Krankenhauses und zu Hause. Sogar bei älteren Patienten wurden Erkrankungen, die zuvor in Krankenhäusern diagnostiziert und betreut wurden, nun ohne Klinikaufenthalt behandelt. Als Resultat davon sind die heutzutage in ein Krankenhaus aufgenommenen Patienten schwerer krank und schwieriger zu behandeln (Coffey 1999). Diese Tatsache wird durch den gestiegenen Ressourcenverbrauchsindex untermauert, der nicht auf Diagnosekategorien basiert (Sloan 1991).

Angesichts dieser Entwicklung kann die These, der Anreiz zur bevorzugten Behandlung relativ gesunder Patienten einer Diagnosegruppe führe zu einer Patientenselektion, für die USA nicht bestätigt werden. Es wurde allerdings ein leichter Anstieg der Überweisungen zwischen den Krankenhäusern festgestellt. Es besteht offensichtlich durchaus eine gewisse Tendenz zur Ausprägung intersektoraler Überweisungsketten.[86] Des Weiteren konnten zwei Untersuchungen aufzeigen (Sager et al. 1987 und 1989), dass ältere Patienten nun wesentlich schneller in Pflegeheime zurücküberwiesen wurden. Gleichzeitig wurden aber mehr Patienten aus Pflegeheimen in die Krankenhäuser überwiesen, was als ein weiterer Hinweis auf einen „Drehtüreffekt“ nach PPS-Einführung interpretiert werden kann.

Die Diagnosestruktur der Kieler Augenklinik Dr. Uthoff blieb weitgehend konstant und entsprach auch nach der Umstellung auf das neue Vergütungssystem dem Morbiditätsspektrum im Bundesland Schleswig-Holstein. Geringfügige Verschiebungen in der Zusammensetzung der Fallstruktur waren auf das Einweisungsverhalten der (externen) Ärzte zurückzuführen, so dass auch bei diesem Pilotprojekt keine signifikante Patientenselektion nachzuweisen war.

---

[85] Coffey und Lewis (2000) weisen darauf hin, dass die Anzahl der stationär vorgenommenen Operationen zwischen 1980 und 1993 um etwa 7% zurückging, während die Zahl der in Krankenhäusern vorgenommenen ambulanten Operationen um 211% anstieg. Im Jahre 1980 wurde jede sechste Operation (16,3%) ambulant vorgenommen. Im Jahr 1996 fand bereits mehr als jede zweite Operation (60%) im ambulanten Bereich eines Krankenhauses statt. Lauterbach und Lüngen (2000) bemerken, dass die Anzahl der Kliniken mit organisierter ambulanter Versorgung von 38% im Jahr 1982 auf rund 63% im Jahr 1986 anwuchs.

[86] Wurden 1983 noch ca. 11% der von Medicare versicherten Bürger unmittelbar nach einem Krankenhausaufenthalt in einem Altenpflegeheim oder Altenheim versorgt, betrug diese Quote 1985 bereits 22% (Sloan 1991).

6.2.5 Leistungsintensität/Behandlungsqualität

Verschiedene Untersuchungen in den USA wiesen nach, dass die Zahl der diagnostischen Maßnahmen und Labortests je Überweisung nach der Einführung der DRGs abnahm (Lauterbach und Lüngen 2000). Sämtliche internationale Studien belegen einen signifikanten Anstieg der Behandlungsleistungen pro Patiententag und eine effizientere Nutzung bestehender Kapazitäten nach der Einführung DRG-basierter Vergütungsmodelle (Sloan 1991, Rüschmann 1988). Aparo et al. (1999) verweisen darauf, dass die Intensivierung von Leistungen pro Tag u. a. als Konsequenz der rückläufigen Krankenhausverweildauern auszulegen ist. Eine Umstellung der Krankenhausentgelte auf DRG-Fallpauschalen geht somit mit einer Intensivierung von Einzelleistungen auf kürzere Verweildauern und einer Reduzierung der Leistungsmenge einher.

Eine Untersuchung von rund 17.000 Fällen in 300 Krankenhäusern in fünf US-Bundesstaaten konnte die Effekte der Einführung der prospektiven Vergütung auf die Qualität der Behandlung nicht eindeutig von anderen Einflüssen isolieren (Draper et al. 1990, Kahn et al. 1990a). Der nachgewiesene Rückgang der Sterberate[87] bei den fünf untersuchten Krankheiten legt sogar die Vermutung nahe, dass sich der Leistungserstellungsprozess unter dem neuen Entgeltverfahren verbessert hat (Kahn et al. 1990b). Zwei weitere Studien, die sich mit der Mortalität älterer Patienten nach der Einführung des PPS beschäftigen (Sager et al. 1987 und 1989) kommen zu dem Schluss, dass die Sterblichkeitsrate in den Krankenhäusern abrupt abnahm. Gleichzeitig konnte jedoch festgestellt werden, dass die Rate in den Pflegeheimen enorm anstieg. Letztendlich stellte sich heraus, dass sich die beiden Effekte ausgleichen, so dass die Einführung des PPS zwar den Ort des Exitus nachhaltig beeinflusst, aber nicht die Mortalität insgesamt. Auch in anderen Studien (z. B. Fitzgerald et al. 1988 und RAND 1992) konnten keine negativen Effekte auf die Qualität der Behandlung nachgewiesen werden. Das einzige negative Anzeichen war, dass mehr Patienten nach der Einführung des PPS in einem instabilen Zustand entlassen wurden (Kosecoff et al. 1990). Dies wurde bei allen Arten von Krankenhäusern und Patientengruppen beobachtet, führte aber nicht zu einer erhöhten Morta-

[87] Sowohl die Sterberate während des Krankenhausaufenthalts als auch die Sterberate innerhalb von 30 Tagen nach der Entlassung entwickelte sich nach der Einführung des DRG-Systems rückläufig. Lediglich bei der Sterberate innerhalb von 180 Tagen nach der Entlassung war bei zwei der untersuchten Krankheiten ein leichter Anstieg zu verzeichnen (Kahn et al. 1990a).

litätsrate.[88] So ist zwar eine Tendenz ersichtlich, dass Patienten in einem leicht instabileren Zustand entlassen werden, aber in bezug auf Mortalitäts-, Komplikations- und Wiedereinweisungsraten bzw. den Einsatz teurer Behandlungsmethoden konnte keine valide Evidenz für Qualitätsverschlechterungen nach der Einführung pauschalierter Vergütungsformen in der stationären Versorgung gefunden werden (Rosenberg und Browne 2001).

In der Studie des „Kieler Modells" wurden keine statistisch exakten Aussagen über die Behandlungsqualität getroffen. Jedoch können die bereits erwähnten Leistungsindikatoren (deutlich gestiegene Fallzahl und Zunahme der Anzahl einweisender Ärzte) als Zeichen einer verbesserten Versorgungsqualität interpretiert werden, wobei über die Fallschwere keine Informationen vorliegen. Darüber hinaus lag die Komplikationsrate einschließlich bei den mit derselben Diagnose wiederaufgenommenen Patienten konstant bei 0,4% (Rüschmann 1988). Trotz der teils erheblichen Verkürzung der Verweildauer wurde nach der Einführung fallpauschalierender Entgeltsysteme keine Verschlechterung der Versorgungsqualität beobachtet, wodurch etwaige Besorgnisse in der bundesdeutschen Diskussion um die Behandlungsqualität in DRG-Systemen, die häufig unter dem Stichwort „blutige Entlassung" thematisiert werden, weitgehend entkräftet werden können.

6.2.6 Zentrale Ergebnisse der empirischen Trends

In den Tabellen 12a und 12b werden die oben beschriebenen empirischen Arbeiten und ihre zentralen Ergebnisse hinsichtlich der Auswirkungen der Einführung von DRG-Systemen auf die untersuchten Parameter zusammengestellt.

---

[88] Die Symptome, die zur Messung der instabilen Situation der Patienten bei der Entlassung herangezogen wurden, waren: Inkontinenz, Brustschmerzen, mindestens 38,3°C Fieber, Kurzatmigkeit, Verwirrung und zu niedriger oder zu hoher Blutdruck.

Untersuchter Parameter	Zentrale Ergebnisse (1/2)	Bewertung
Kosten/ Rentabilität	• Verlangsamung der Kostensteigerung (Helbing und Latta 1990, Knüppel 2003) • Mobilisierung von Einsparpotenzialen in Krankenhäusern führte zu hoher Rentabilität (Medicare Payment 1999/2002, Rausch 1991, Sloan 1991) • Einsparungen durch niedrigere Verweildauern (VD) und Fallzahlen (FZ) (Russel und Manning 1989) • Senkung der Fallkosten um 40,0% (Rüschmann 1988) • Kostenanstieg von DAK-Kurzliegerpatienten um bis zu 100% (Jaklin 2003) • Mehrkosten bei TK-Patienten bundesweit bis zu 30% (Wittmann 2003) • Kein nennenswerter Kostenanstieg (Deutsche Krankenhausgesellschaft 2003a) • Hoher Anstieg der Produktivität durch Kostensenkungen (Hakansson 2000) • Zuerst starke Kostensenkungen zwischen 15,6% und 26,2% p.a., danach leichte Steigerungen zwischen 4,6% und 5,1% (Aparo et al. 1999) • Kostensenkungen nur Scheinerfolge durch Verlagerung von Patienten in den ambulanten Bereich und Änderungen in der Gemeinkostenschlüsselung (Eldenburg und Kallapur 1997/2000) • Kein kostenreduzierender Gesamteffekt im Gesundheitssektor (Forgione und D´Annunzio 1999)	(√)
Verweildauer (VD)	• Rückgang der durchschnittlichen VD von 1984 bis 1996 um 28,0% (Coffey und Lewis 2000, Coffey 1999) • Durchschnittliche VD von DRG-Patienten unterhalb derer von Nicht-DRG-Patienten (Sloan 1991, Feder et al. 1991) • Abnahme der VD bei Medicare-Patienten 15,0%, Vergleichsgruppe 43,0% (Mayer-Oakes et al. 1988) • Rückgang der VD um 57,9% zwischen 1994 und 1998 (Aparo et al. 1999) • Verminderung der VD von 9 auf 3 Tage (Rüschmann 1988) • Rückgang der VD um 30% in 2003 (Wöhrmann 2003) • Abnahme der VD von 7,9 auf 6,7 Tage nur vier Monate nach Einführung der G-DRGs (Schlingensiepen 2003) • Senkung der VD um mehr als einen Tag nach G-DRG-Einführung (TK 2003a und 2003b) • Rückgang der VD lediglich Fortschreibung des Trends (Frick et al. 2001) • Rückgang der VD von 1990 bis 1993 um 23,0% (Paulson 1999) • Rückgang der VD von 1994 bis 1998 um 5,2% (Lundgren et al. 2000) • Signifikanter Rückgang der VD in privaten und öffentlichen Häusern (Giammanco 1999)	(√)
Fallzahlen (FZ)	• Rückgang der Patientenaufnahmen um 5,7%(Sloan 1991) • Hoher Anstieg der FZ Resultat von Marktverschiebungen (Rüschmann 1988) • Vermutete Kompensationsstrategie durch 5-6% mehr Fälle bei Verweildauerrückgang (Wöhrmann 2003) • Anstieg der Rehospitalisierung um 3% und der FZ um 4% (TK 2003a) • Anstieg der FZ um 5,0% zwischen 1990 und 1993 (Paulson 1999) • Anstieg der FZ um 9,5% zwischen 1994 und 1998 (Lundgren et al. 2000)Kein Nachweis von Kompensationsstrategien (Frick et al. 2001) • Anstieg der FZ von lediglich 1,1% nach DRG-Einführung (Soswinski 1998) • Abnahme der FZ in öffentlichen und Konstanz in privaten Häusern, leichte Erhöhung der Wiedereinweisungen (Giammanco 1999)	X
	Erläuterungen zur Bewertung der Ergebnisse	
√	Einheitliche Tendenz der Untersuchungen	
(√)	Größtenteils einheitliche Tendenz der Untersuchungen	
X	Keine einheitlichen/widersprüchliche Aussagen der Untersuchungen	

Tabelle 12a: Synopse der zentralen empirischen Ergebnisse

Untersuchter Parameter	Zentrale Ergebnisse (2/2)	Bewer-tung
Kodierung	• Anstieg des Fallmix-Indizes (FMI) (z. B. Hsia 1992) • Anteil des Upcoding zwischen 18,8% und 73,8% (Lüngen und Lauterbach 2000) • Upcoding ein Einmaleffekt nach der DRG-Einführung, der sich im Zeitverlauf abschwächt (Lüngen und Lauterbach 2000) • Anstieg des FMI um 0,10 durch Dokumentationseffekt (Haack 2003) • Anstieg der Fallschwere bei AOK-Patienten durch vollständigere Erfassung der Diagnosen/Nebenerkrankungen (Leber und Malzahn 2003) • Vier Mal häufigere Abrechnung schwerer/komplizierter Diagnosen (Wittmann 2003)	√
Patienten-selektion/ Leistungs-verlagerung	• Kompliziertheit der Fälle u. a. durch Auslagerung in den ambulanten Bereich gestiegen (Coffey und Lewis 2000, Coffey 1999) • Klare Steigerung der Ressourcenverbrauchsindizes (Sloan 1991) • Weitgehend unveränderte Diagnosestruktur (Rüschmann 1988) • Kein Beweis für den Transfer von unrentablen Patienten durch private an öffentliche Einrichtungen (Sloan 1991) • Tendenz zur Ausprägung intersektoraler Überweisungsketten, fast doppelt so viele Überweisungen in Rehaeinrichtungen (Coffey und Lewis 2000, Coffey 1999) • Tendenz von erhöhten Überweisungsziffern zwischen Krankenhäusern und Pflegeheimen (Sager et al. 1987 und 1989, RAND 1992) • Vermutung eines Drehtüreffekts bei DAK-Patienten (Wöhrmann 2003)	(√)
Leistungs-intensität	• Rückgang der diagnostischen Maßnahmen und Labortests je Fall (Lauterbach und Lüngen 2000) • Anstieg der Behandlungsleistungen pro Patiententag (Sloan 1991) • Intensivierung von Einzelleistungen (Rüschmann 1988) • Intensivierung von Leistungen pro Tag als Folge der verkürzten Verweildauern(Aparo et al. 1999)	√
Behandlungs-qualität	• Einführung führt zu keiner Verschlechterung der Behandlungsqualität (Draper et al. 1990, Kahn et al. 1990a) • Rückgang der Sterberate impliziert besseren Prozess der Leistungserstellung (Kahn et al. 1990b) • Weniger stabiler Zustand der Patienten bei der Entlassung (Fitzgerald et al. 1988,Kosecoff et al. 1990, RAND 1992) • Rückgang der Mortalität im Krankenhaus (Fitzgerald et al. 1988) • Tendenz zur Verlegung sterbenskranker Patienten von Krankenhäusern in Pflegeheime bei konstanter Mortalität (Sager et al. 1987 und 1989) • Keine Evidenz einer Verschlechterung der Qualität durch konstante Mortalitäts- und Komplikationsraten (Rosenberg und Browne 2001) • Komplikationsrate bei lediglich 0,4% (Rüschmann 1988)	√
	Erläuterungen zur Bewertung der Ergebnisse	
√	Einheitliche Tendenz der Untersuchungen	
(√)	Größtenteils einheitliche Tendenz der Untersuchungen	
X	Keine einheitlichen/widersprüchliche Aussagen der Untersuchungen	

Tabelle 12b: Synopse der zentralen empirischen Ergebnisse

Anhand der Aufzählung der in Tabelle 2 aufgelisteten erwarteten Anreizwirkungen der DRG-Einführung kann somit folgendes festgehalten werden:

- Die Tendenz zur Kostendämpfung bzw. zur Verlangsamung der Kostensteigerung und zum Rentabilitätsfokus der Krankenhäuser ist durch die Literaturdaten in weiten Teilen bestätigt worden.
- Die in den meisten Studien nachgewiesene Verringerung der Verweildauer geht nicht notwendigerweise mit einem gleichzeitigen Anstieg der Fallzahlen einher, so dass die widersprüchlichen Untersuchungen den Schluss zulassen, dass den Kliniken keinesfalls eine klar ersichtliche Kompensationsstrategie unterstellt werden kann.
- Die Manipulationen bei der Kodierung zur Erlösmaximierung stellt in der Tat ein Problem dar, das sich jedoch im Laufe der Zeit abschwächt.
- Die Selektion von Patienten auf Basis von Ressourceneinsatz- und Erlösverhältnis konnte meistens nicht nachgewiesen werden, jedoch bestätigen die Mehrzahl der Analysen, dass Leistungsverlagerungen in andere Versorgungsbereiche (Ambulanz, Rehaeinrichtungen und Pflegeheime) stattgefunden haben.
- Die Theorie der abnehmenden Behandlungsqualität konnte durch die Literaturdaten widerlegt werden, während die Leistungsintensität durch die Intensivierung der Einzelleistungen zwar relativ bei kürzeren Verweildauern zunahm, aber insgesamt durch den Rückgang der Leistungsmenge abnahm.

6.3 Synthese von Theorie, Ergebnissen und Trends

Nachdem in den vorangegangenen Abschnitten die theoretischen Anreizwirkungen einer DRG-Vergütung auf die Strukturparameter der Krankenhäuser geschildert und mit den eigenen Ergebnissen und den empirisch gefundenen Trends aus Anwenderländern verglichen wurden, soll in den folgenden Ausführungen eine Synthese der Hauptaussagen der drei Kategorien erfolgen.

Kosten/Rentabilität: In bezug auf die in den Anreizwirkungen postulierte mögliche Kostendämpfung im stationären Krankenhaussektor bleibt festzuhalten, dass diese Aussage weitestgehend durch die Ergebnisse anderer Länder gestützt werden kann. De facto erzielen die finanziellen Anreize eines Fallpauschalensystems eine Wirkung, die zumindest eine Verlangsamung der Kostensteigerung hervorruft. Übertragen auf die hier gemessenen Effekte ergibt sich zunächst ein Widerspruch, der aber bei genauer Betrachtung relativiert werden kann. Bei Ausschluss der Kurzliegerkomponente in der vorliegenden Teilstichprobe des bundesdeutschen Systems ergäbe sich eine kostenneutrale Einführung, was vor dem Hintergrund des Kostenanstiegs der letzten Jahrzehnte (vgl. Abschnitt 3.1.2) eine erfreuliche Entwicklung bedeutet hätte.

Auch andere zu diesem Zeitpunkt bekannte Stellungnahmen (vgl. Abschnitt 6.2) zur Kostenproblematik der G-DRG-Einführung beziehen sich auf diesen Punkt. So bemängeln bspw. die DAK und die TK die Abrechnungen bei „langen Kurzliegern", bei denen seitens der Kliniken untere Grenzverweildauern eingehalten und Abschläge zwischen 20% und 50% vermieden werden, sowie die vermehrte Durchführung stationärer Operationen, die eigentlich ambulant vorgenommen werden könnten (Wittmann 2003).[89] Ebenso räumen die Krankenhausgesellschaften der Länder ein, dass es zu Verzerrungen kommen kann, die aber insgesamt zu keinem „nennenswerten" Anstieg der Fallkosten führen (Deutsche Krankenhausgesellschaft 2003a).

Insofern scheint es sich nach den Erfahrungen aus anderen Ländern bei diesem Aspekt um keine konzeptionelle Problematik zu handeln, sondern um ein durch mangelnde Sorgfalt bei der Umsetzung hervorgerufenes Ungleichgewicht, das beseitigt werden kann. Hierzu hat der Geschäftsführer des mit der Berechnung der DRGs beauftragten Instituts für das Entgeltsystem im Krankenhaus bereits eingeräumt, dass Fehler bei den Verweildauern in der Erstkalkulation aufgetreten seien (Deutsche Gesellschaft für Medizincontrolling 2003, Heitz 2003).

Verweildauer/Fallzahlen: Die theoretisch vermutete Kompensationsstrategie der Krankenhäuser - Steigerung der Fallzahlen nach Verweildauerrückgang - konnte durch die Mehrzahl der empirischen Arbeiten und die eigenen Ergebnisse nicht untermauert werden. Zwar ist

---

[89] In diesem Zusammenhang ist auf das Problem der selektiven Veröffentlichung von Ergebnissen hinzuweisen, was sich auf alle zitierten Studien von Krankenkassen zur G-DRG-Einführung bezieht. Im DRG-System wird der Gesamtfall bezahlt (verweildauerunabhängig) und nicht mehr, wie über den Pflegesatz, die Aufenthaltstage des Patienten (verweildauerabhängig). Dadurch kann das gleiche Krankheitsbild höhere Kosten für die eine oder andere Kasse verursachen, denn Kassen mit einer großen Anzahl von chronischen und/oder schwerkranken Patienten werden Kostensenkungen durch das neue System der Vergütung von Durchschnittskosten verzeichnen und vice versa. Die gleiche Logik greift für andere Strukturparameter, so dass zumindest vermutet werden kann, dass hauptsächlich Krankenkassen mit negativen Erfahrungen diese auch selektiv der Öffentlichkeit preisgeben, um so die vermeintlichen Fehler des Systems darzulegen.

nach DRG-Einführung ein klarer Rückgang der Liegezeiten zu verzeichnen, jedoch geht dieser nicht eindeutig nachweisbar mit einem simultanen Anstieg der Fallzahlen einher. Dies mag u. a. auf den Umstand zurückzuführen sein, dass bei schnellen Verlegungen der Patienten ein Abschlag droht, so dass dieser mögliche Effekt durch finanzielle Sanktionen abgemildert wurde. Es bleibt hinzuzufügen, dass zwei Analysen (Wöhrmann 2003, TK 2003a) zumindest einen Ansatz für eine Kompensationsstrategie und einen Anstieg der Rehospitalisierungsquoten vermuten, dem aber durch Aussagen der Deutschen Krankenhausgesellschaft (2003a) widersprochen wird.

Die theoretisch begründbaren Bedenken scheinen durch die Realität weitestgehend widerlegt zu werden. Auch die o. g. Veröffentlichungen zu den Verweildauern nach DRG-Einführung in der BRD bestätigen den rückläufigen Trend der Liegezeiten (Rüschmann 1988, Wöhrmann 2003, Schlingensiepen 2003, TK 2003a und 2003b). Somit wird deutlich, dass die jahrelang vorgetragenen Bedenken der Krankenkassen hinsichtlich der im internationalen Vergleich zu langen Verweildauern in Deutschland offenkundig nicht gänzlich unberechtigt waren. In summa kann davon ausgegangen werden, dass in diesem Bereich Effizienzreserven bestehen.

Kodierung: Ein etwaiges erlösoptimierendes Fallsplitting oder sonstige manipulativen Tätigkeiten konnten in der vorliegenden Datenbasis nicht ausgemacht werden. Auch die o. g. Studien zu diesem Themenkomplex in Deutschland (Haack 2003, Leber und Malzahn 2003) führten die höhere Fallschwere auf den Dokumentationseffekt, also genauerer Erfassung aller Diagnosen und Nebenerkrankungen, zurück, wohingegen die theoretischen Hypothesen und die empirischen Erfahrungen ein anderes Bild aufzeigen. Vor allem die Erkenntnisse aus anderen Anwenderstaaten weisen ausdrücklich auf diese Problematik hin, auch wenn sich diese im Zeitverlauf durch geeignete Kontrollinstanzen weitestgehend aufgelöst hat.

Allerdings mag die deutsche Krankenhausrealität einen Teil dieses Gegensatzes erklären, denn in vielen deutschen Kliniken wurde die Dokumentation noch nicht mittels Direkteingabe der Daten durch die Ärzte durchgeführt, sondern überwiegend auf Papier zwischendokumentiert, von wo aus in einem zweiten Schritt eine Übertragung in ein EDV-System stattfand. Die Primärdokumentation von Diagnosen erfolgte dadurch häufig mit Hilfe vorgefertigter „Hitlisten", auf denen die wesentlichen Diagnosen nur noch angekreuzt werden mussten, wodurch ein Großteil der DRG-relevanten Daten wie nichtoperative Leistungen,

Teildiagnosen oder Beatmungszeiten bisher nicht im klinikumsweiten Patientendatensatz erfasst wurden (Roeder und Rochell 2001). Insofern mag die befürchtete Manipulation in deutschen Kliniken gar nicht vonnöten gewesen sein, da die vollständige Erfassung aller Leistungen bereits abrechnungsrelevante Züge trägt.

Patientenselektion/Leistungsverlagerung: Die seitens der Theorie konstatierte potenzielle Selektion von Patienten auf der Basis von Ressourceneinsatz und Erlösverhältnis erfährt durch die eigenen Ergebnisse und die empirischen Trends keine Bestätigung. Die sich abzeichnende Erhöhung des Erkrankungsschweregrades in Deutschland ist demnach wie oben beschrieben nicht auf die Selektion, sondern auf die Dokumentation zurückzuführen. Aus diesem Grund können diesbezügliche Befürchtungen ausgeräumt werden, denn durch die Überweisung eines Patienten mit hohem finanziellen Risiko in ein anderes Krankenhaus würde sich die Ergebnisqualität, wenn überhaupt, nur marginal ändern. Es ist davon auszugehen, dass die notwendigen Behandlungen früher oder später durchgeführt werden müssen, jedoch stiegen die Gesamtkosten der Behandlung dieses Patienten durch diese Form der Selektion. Jede Maßnahme, sei es eine erneute Aufnahme bzw. Entlassung, eine weitere Untersuchung oder Wartezeit in Form eines zusätzlichen Pflegetages, würde unnötige Kosten verursachen.

Im Bereich der Leistungsverlagerung zeichnet sich jedoch ein anderes Bild ab. Die Hypothesen der Anreizwirkungen und die empirischen Trends lassen vermuten, dass eine Leistungsverlagerung in andere Bereiche wie bspw. die Ambulanz, Rehaeinrichtungen und Pflegeheime wahrscheinlich ist. In den eigenen Untersuchungen konnte hierzu kein Hinweis gefunden werden, wobei die Rehospitalisierungsquote als Indikator für einen solchen Effekt Ungenauigkeiten aufweist, denn diese misst nur die Wiederaufnahme ohne zu hinterfragen, von wo aus die Patienten wieder eingewiesen werden. Zwar könnte argumentiert werden, dass die Verlagerung von Pflegeleistungen in nachstationäre Einrichtungen die Effizienz der Leistungserstellung erhöht, da Pflegeeinrichtungen in der Regel deutlich geringere Fixkosten[90] (und demzufolge niedrigere Durchschnittskosten) aufweisen als Akutkrankenhäuser. Trotzdem findet eine Abwälzung von Kosten auf die nachgelagerten Einrichtungen durch inter-

[90] Dies wird bedingt durch weniger ärztliches Personal, eine deutlich geringere Ausstattung mit kostenintensiven Geräten und keine Vorhaltung von Notfallbetten.

sektorale Überweisungsketten statt, die ohne Ausgleichmechanismus eine Benachteiligung der Akteure im Bereich der Anschlussheilbehandlung bedingt.

Leistungsintensität/ Behandlungsqualität: Als letzter Punkt in der Verknüpfung der Kategorien sollen die Parameter der Leistungsintensität und der Behandlungsqualität geprüft werden, für die aufgrund des Datenmaterials keine eigenen Ergebnisse vorliegen. Wie in Abschnitt 6.2.5 ausgeführt, konnte die Theorie der abnehmenden Behandlungsqualität durch die Literaturdaten widerlegt werden, während die Leistungsintensität durch die Intensivierung der Einzelleistungen zwar relativ durch die kürzeren Verweildauern zunahm, aber insgesamt durch den Rückgang der Leistungsmenge abnahm. Dementsprechend liegt die Vermutung nahe, dass vor allem der Verzicht auf entbehrliche Therapieelemente in einem DRG-System dieses Resultat bedingt, was zwar die Leistungsintensität schmälert, aber keinen Einfluss auf die Qualität der Behandlung nach sich zieht. Insofern sind von der Umstellung der Vergütung sogar Qualitätsvorteile durch die Reduktion von Überversorgung wie überflüssiger morphologischer oder (Labor-)Untersuchungen und durch die Vermeidung von Komplikationen zu erwarten, denn die durch Komplikationen verursachten längeren Verweildauern werden nicht durch eine zusätzliche Vergütung[91] ausgeglichen(Lüngen und Lauterbach 2003).

In Tabelle 13 wird die oben geschilderte Verknüpfung der drei Kategorien nochmals zusammengefasst. Auf Basis der zusammengefügten Ergebnisse kann im nachstehenden Abschnitt die Bewertung der Konsequenzen der Reform vorgenommen werden. Auch hierfür gilt, dass der hier untersuchte Zeitraum und der Stichprobenumfang keine finale Aussage und somit nur eine begrenzte Bewertung für das gesamte G-DRG-System zulassen. Trotzdem kann aufgrund der zu diesem Zeitpunkt hier aufgezeigten (Diskussions-)Ergebnisse von einer starken Tendenz für die zukünftigen DRG-Entwicklung in Deutschland ausgegangen werden.

[91] Dies würde allerdings nicht für jene Komplikationen gelten, die keine Verlängerung der Aufenthaltsdauer bewirken, weil Patienten oder Krankenhausmitarbeiter sie entsprechend bewältigen.

PARAMETER	Theoretische Anreizwirkung DRG-Vergütung	Eigene empirische Ergebnisse *(Analyse)*	Empirische Trends aus DRG-Ländern	Synthese
Kosten/ Rentabilität	Kostendämpfung/ Rentabilitätsfokus in den Kliniken	Keine Tendenz zur Kostendämpfung hauptsächlich bedingt durch Kurzliegerproblematik *(Deskr. Statistik, Mittelwerttest/Strukturbruch, Szenarioberechnung)*	Weitgehende Bestätigung einer kostendämpfenden Tendenz bzw. zur Verlangsamung der Kostensteigerungen	**Größtenteils einheitliche Tendenz der Aussagen abgesehen von der nicht konzeptionellen Kurzliegerproblematik im G-DRG-System**
Verweildauer/ Fallzahlen	Verringerung der Verweildauer bei simultanem Anstieg der Fälle (Kompensationsstrategie)	Kein Nachweis einer Kompensationsstrategie. Zwar Verringerung der Verweildauer, aber kein Anstieg der Fallzahlen *(Deskr. Statistik, Mittelwerttest/Strukturbruch,)*	Kein Nachweis einer Kompensationsstrategie. Zwar klare Senkung der Liegezeiten, aber nicht eindeutig einhergehend mit Anstieg der Fallzahlen	**Widersprüchliche Aussagen von Theorie vs. Empirie/eigene Ergebnisse in bezug auf die Kompensationsstrategie. Trotz einheitlicher Tendenz bezüglich des Rückgangs der Verweildauern keine zeitlich gleichverlaufende Steigerung der Fallzahlen**
Kodierung	Kodierung und evtl. Manipulationen als Strategie zur Erlösmaximierung	In summa kein Nachweis einer Strategie zur Erlösmaximierung *(Zeitreihenanalyse, Szenarioberechnung)*	Bestätigung von Manipulationen bei der Kodierung zur Erlösmaximierung direkt nach DRG-Einführung. Abschwächung des Effekts im Laufe der Zeit	**Widersprüchliche Aussagen der eigenen Ergebnisse vs. Theorie/Empirie. Kein Nachweis einer etwaigen Manipulation durch eigene Ergebnisse**
Patientenselektion/ Leistungsverlagerung	Selektion von Patienten auf der Basis von Ressourceneinsatz und Erlösverhältnis sowie Leistungsverlagerung in andere Versorgungsbereiche	Keine Bestätigung einer Selektion von Patienten sowie der Existenz intersektoraler Überweisungsketten/Drehtüreffekt. Keine Untersuchung der Leistungsverlagerung *(Zeitreihenanalyse, Szenarioberechnung)*	Kein Nachweis der Patientenselektion, jedoch Neigung zur Leistungsverlagerung in andere Versorgungsbereiche (z. B. Reha)	**Widersprüchliche Aussagen von Theorie vs. Empirie/eigene Ergebnisse in bezug auf die Patientenselektion. Einheitliche Aussagen der Theorie und der Empirie bei der auftretenden Leistungsverlagerung**
Leistungsintensität/ Behandlungsqualität	Abnehmende Behandlungsqualität und Leistungsintensität	Keine Untersuchung	Kein Nachweis einer abnehmenden Behandlungsqualität. Bestätigung einer abnehmenden Leistungsintensität.	**Widersprüchliche Ausführungen von Theorie vs. Empirie über die Behandlungsqualität. Einheitliche Ausführungen bei der Leistungsintensität**

Tabelle 13: Zentrale Elemente der Synthese von Theorie und experimentellen Daten

6.4 Konsequenzen der Reform

Zur Bewertung der Konsequenzen der Reform soll vor dem empirischen Hintergrund im vorliegenden Abschnitt zunächst auf die Evolution der deutschen Systeme zur Abrechnungsvergütung im Krankenhaussektor seit 1972 eingegangen werden, um einen Brückenschlag zwischen der Historie und dem Status quo der Systeme zu finden. Im Anschluss daran wird auf Basis der prinzipiellen Ziele eines Vergütungssystems und der Rahmenbedingungen in der BRD ein Vergleich und eine Bewertung des alten (vgl. Abschnitt 3.1.3) und des neuen Abrechnungssystems vorgenommen. Die Bewertung der Konsequenzen der Reform geschieht vor dem Hintergrund, dass die zahlreichen Fachbeiträge, Artikel und Vorträge meist sehr konträre Äußerungen zu diesem Thema hervorbringen und oftmals apologetische Züge tragen. Sowohl die ausschließlich kritischen als auch die optimistischen Stimmen versäumen es aber zum Teil, die mit der Einführung der DRGs einhergehenden Änderungen mit einem Referenzpunkt, der in diesem Fall nur das alte Abrechnungssystem sein kann, zu vergleichen, um so objektiv die potenziellen Vor- und Nachteile dieser Reform zu beurteilen.

6.4.1 Evolution der deutschen Systeme zur Krankenhausvergütung

Die Kostendämpfungsdiskussionen und die Reformbemühungen im Krankenhaussektor stehen seit etwa 30 Jahren auf der politischen Tagesordnung im Gesundheitswesen. Als Folge der veralteten Bausubstanz und ständig steigender Defizite wurde 1972 das „Gesetz zur wirtschaftlichen Sicherung der Krankenhäuser (KHG)“ ins Leben gerufen (Bruckenberger 2000), das die wirtschaftliche Sicherung bei gleichzeitiger Bedarfsdeckung steuern sollte.

Aufgrund erneuter Finanzprobleme wurden dann im Jahr 1986 Kostenbudgets eingeführt, welche „die voraus kalkulierten Selbstkosten eines sparsam wirtschaftenden Krankenhauses aus öffentlichen Fördermitteln und den Erlösen aus Pflegesätzen zusammen“ erstatteten (Friedl und Ott 2001). Diese Kostenbudgets wiesen zwar eine Mengenbegrenzung auf, jedoch erhielten die Krankenhäuser ihr Entgelt weiterhin, ohne einen ausführlichen Leistungsnachweis erbringen zu müssen. Vor der Einführung des Gesundheitsstrukturgesetzes im Jahr 1993 dominierte also ein retrospektives Selbstkostendeckungsprinzip zur Sicherung einer flächendeckenden Krankenhausinfrastruktur. Dieses verpflichtete die einzelnen Krankenhäuser gegenüber den gesetzlichen Krankenkassen nur zu einem reinen Kostennachweis und führte dazu, „eine eventuelle Gewinnerzielungsabsicht oder Ineffizienzen in überhöhten Kostenansätzen zu verstecken“ (Eichhorn und Greiling 2002).

In den Jahren 1993 bis 2002 rückte eine beitragssatzstabilisierende Neuorientierung im Interesse der Kostendämpfung in den Vordergrund. Anstelle der Kostenerstattung trat nun die Vorgabe fester Preise. Seit dem Gesundheitsstrukturgesetz 1993 hatten die Krankenhäuser nur noch Anspruch auf medizinisch leistungsgerechte Pflegesätze, die den Versorgungsauftrag bei wirtschaftlicher Betriebsführung erfüllen sollten, wodurch an die Stelle der Kostenerstattung zunehmend eine Leistungsorientierung trat. Mit der Bundespflegesatzverordnung 1995 wurde die Kostendeckung völlig aufgehoben und ein Erlösbudget eingeführt, das jährlich pro Bundesland zwischen den Krankenkassenverbänden und den Krankenhausgesellschaften neu ausgehandelt wurde. Zwei Jahre später fand durch die Einführung von Fallpauschalen (FP) und Sonderentgelten (SE) erstmals eine Abkehr von einer krankenhausindividuellen Preisbildung statt. Die Vergütung der stationären Krankenhausleistungen erfolgte durch Deckung der Leistungen eines Behandlungsfalles „von der Aufnahme bis zur Entlassung" (Fallpauschale) und einzelner Operationsleistungen (Sonderentgelte).[92]

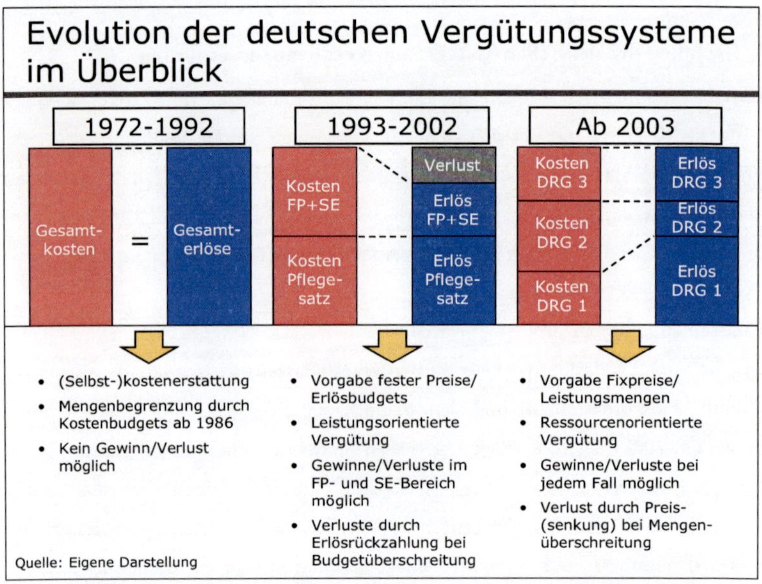

Abbildung 19: Überblick über die Evolution der Vergütungssysteme in Deutschland

---

[92] Fallpauschalen und Sonderentgelte stellen Durchschnittskosten dar, die je Fall in mindestens zehn Krankenhäusern ermittelt wurden. Jede Fallpauschale und jedes Sonderentgelt drückt eine bestimmte Anzahl an Punkten aus, die mit einem vorher festgelegten Punktwert vergütet werden.

Wie vielfach erwähnt, soll durch das DRG-System ab dem Jahr 2003/2004 vor allem der Wettbewerb im Interesse einer marktwirtschaftlich orientierten Ausrichtung gefördert werden, womit sich die Loslösung von krankenhausindividuellen Kosten verstärkt. Die Abbildung 19 illustriert die wesentlichen Parameter der deutschen Vergütungssysteme seit 1972.

6.4.2 Zielsetzung eines Vergütungssystems

Prinzipiell haben Vergütungssysteme die Aufgabe, von Dritten (hier: Krankenkassen) gesammelte Finanzmittel (hier: Patienten) an die Leistungserbringer (hier: Krankenhäuser) gezielt weiterzugeben. Das übergeordnete Ziel eines Vergütungssystems für Krankenhausleistungen muss einerseits darin bestehen, die tatsächlich angefallenen Kosten zu decken. Andererseits müssen Anreize dazu führen, dass das Krankenhaus bei mindestens gleichbleibend guter Qualität der bedarfsgerechten Krankenversorgung möglichst wenig Ressourcen bzw. bestmöglich die zur Verfügung gestellten Finanzmittel verbraucht (Neubauer 1999). Aus dieser Definition lassen sich die zwei wesentlichen Parameter eines Vergütungssystems ableiten: Die Leistungsfähigkeit oder Qualität der Versorgung und die Wirtschaftlichkeit.

Die Leistungsfähigkeit bzw. Qualität der medizinischen Behandlung ist schwierig zu operationalisieren. Letztendlich können für Patienten und Kostenträger aber nur die Ergebnisse der Behandlung bzw. die Relation von Ergebnissen zum Preis der Leistung, also Leistungs-Einsatzrelationen, entscheidend sein. Für die Akteure im Krankenhaus bedeutet dies, die Behandlungsergebnisse in Kombination mit den Prozessen, die zu eben diesen führen, darzustellen, um Ansätze für eine Leistungsverbesserung aufzeigen zu können (Schneeweiss und Sangha 2001). Diese auch als Primärleistung oder -output bezeichnete Komponente des Krankenhausbetriebsprozesses muss demzufolge als Indikator dienen, inwieweit Art und Umfang aller erbrachten Einzelleistungen in Relation zur bewirkten Veränderung des Gesundheitszustandes des Patienten stehen (Eichhorn 1979).

Die Wirtschaftlichkeit der medizinischen Behandlung und deren Evaluierung hängt von der jeweiligen Perspektive ab. Kostenträger sind an ihren Ausgaben pro Krankenhaus oder Patient interessiert, Krankenhäuser jedoch an den tatsächlich angefallenen Kosten bzw. dem Gewinn (Erlös minus Kosten) pro Patient. Die Erfassung der Einnahmen ist in der Regel leicht, da sich an Bewertungspunkten, Liegezeiten oder pauschalen Vergütungen orientiert wird. Die tatsächlich anfallenden Kosten sind jedoch in einem hochgradig arbeitsteiligen Prozess eine komplexe Zusammensetzung der eingesetzten personellen und sachlichen Ressourcen. Diese auch als Sekundärleistung oder -output bezeichnete Komponente des Krankenhausbetriebsprozesses muss demzufolge als Indikator dienen, inwieweit die erstellten Einzelleistungen im Verhältnis zu den eingesetzten Produktionsfaktoren bestehend aus Potenzial- und Repetierfaktoren stehen (Eichhorn 1979).[93]

Um diese Leistungs-Einsatzrelationen des Primär- und Sekundäroutputs unter Effizienzgesichtspunkten beurteilen zu können, bedarf es eines Kriteriensystems, dessen einzelne Punkte in Tabelle 14 aufgeführt werden. Nach diesem Kriteriensystem beinhaltet die Leistungsfähigkeit eines Krankenhauses sowohl den Grad der Zielerreichung (Behandlungsergebnis in Form der Veränderung des Gesundheitszustandes der Patienten) als auch die Angemessenheit der im Bereich von Diagnostik, Therapie, Pflege und Unterbringung erbrachten Einzelleistungen im Hinblick auf die Zielerreichung (Adäquanz und Relevanz des Behandlungsprozesses).

Kriteriensystem zur Beurteilung von Leistungsqualität und Wirtschaftlichkeit		
Leistungsqualität		**Wirtschaftlichkeit**
Zielerreichung	Behandlungsprozess	Leistungserstellungsprozess
➢ Definition des Leistungszieles eines Krankenhauses ➢ Dokumentation/ Operationalisierung des Behandlungsergebnisses ➢ Analyse und Beurteilung des Behandlungsergebnisses und der Behandlungsqualität anhand des Leistungszieles (Ergebnisqualität) ➢ Steuerung anhand der Ergebnisqualität und Abgleich mit Hilfe externer Vergleiche (Benchmarking)	➢ Aufstellen von Standards für den Behandlungsprozess/ Struktur- und Prozessqualität (Art, Umfang und Ablauf von Diagnostik, Therapie, Pflege und Hotelversorgung) ➢ Dokumentation (Kodierung) und Transparenz des Behandlungsprozesses ➢ Analyse und Beurteilung des Behandlungsprozesses/ Angemessenheit von Leistungen (z. B. anhand von Verweildauern, Fallzahlen, Leistungsintensität)	➢ Aufstellen von Kennzahlen für den Verbrauch von Potenzial- und Repetierfaktoren zur Erstellung der Einzelleistungen (pro Fall) ➢ Ermittlung des Verbrauchs von Produktivfaktoren im Bereich der Leistungserstellung ➢ Analyse und Beurteilung des Leistungserstellungsprozesses (Kosten und Rentabilität pro Fall, durchschnittliche Verweildauer)
Quellen: Eigene Darstellung auf Basis von Eichhorn (1979), Adam (1996), Schneeweiss und Sangha (2002)		

Tabelle 14: Kriterien zur Leistungsqualität und Wirtschaftlichkeit eines Krankenhauses

[93] Die Untergliederung von Produktions- in Potenzial- und Repetierfaktoren soll hier derart verstanden werden, dass erstere genutzt und letztere verbraucht werden. Dies bedeutet, dass die Potenzialfaktoren im Herstellungsprozess gebraucht werden und in ihrer Gesamtheit die Kapazität eines Betriebes in Form von Arbeitskräften, Maschinen, Grundstücken, Gebäuden, etc. darstellen. Repetierfaktoren hingegen repräsentieren lediglich die zur Leistungserstellung benötigten Roh-, Hilfs- und Betriebsstoffe, Einzelteile, etc.. Potentialfaktoren vermindern sich durch ihren Einsatz also nicht in ihrem quantitativen Bestand, während durch den Einsatz von Repetierfaktoren eine physisch messbare Quantität verbraucht wird (Corsten 1995).

Die Wirtschaftlichkeit hingegen drückt die Angemessenheit von Art und Umfang der Arbeitsleistungen, Sachgüter und Betriebsmittel aus, die zur Erstellung der Einzelleistungen im Bereich von Diagnostik, Therapie, Pflege und Unterbringung eingesetzt werden, also die Mitteladäquanz der Leistungserstellung (Eichhorn 1979). Dieses Dreigespann von Kriterien deckt alle relevanten Bereiche ab, anhand derer verschiedene Systeme zur Vergütung von Krankenhausleistungen verglichen und evaluiert werden können. Hervorzuheben ist hierbei die Interdependenz der Kriterien, die zu einer natürlichen Austauschbeziehung zwischen den einzelnen Merkmalen führt. Nach der Definition der Zielsetzung und der Haupteinflussfaktoren eines Vergütungssystems lautet daher die grundlegende Frage: Welches zugrundeliegende System bewerkstelligt es am ehesten, mit den vom Gesetzgeber definierten Rahmenbedingungen und den damit einhergehenden systeminhärenten Anreizen, eine optimale Kombination aus Versorgungsqualität und Wirtschaftlichkeit im Sinne von Effektivitäts- (Tun wir die richtigen Dinge?) und Effizienzmanagement[94] (Tun wir die Dinge richtig?) zu gewährleisten? Anders ausgedrückt könnte gefragt werden, welches System es ermöglicht, die Produktionsfaktoren effizient einzusetzen und Gesundheitsleistungen möglichst wirksam und kostengünstig zu erbringen (Allokationsfunktion).

6.4.3 Bewertung der Konsequenzen der Reform

Entlang der oben formulierten Dimensionen soll in den nachstehenden Abschnitten eine Bewertung der Reformkonsequenzen erfolgen. Hierbei soll verglichen werden, welche Rahmenbedingungen, welche Anreizwirkungen und welche Systemkomplexität dem neuen und alten System zugrunde liegen und wie diese Mechanismen letztendlich Wirtschaftlichkeit und Qualität der Versorgung im jeweiligen System beeinflussen.

6.4.3.1 Rahmenbedingungen

Vorab soll ein Blick auf die Rahmenbedingungen geworfen werden, um aus einer übergeordneten Perspektive beurteilen zu können, wie sich diese auf Leistungsqualität und Wirtschaftlichkeit auswirken. Im Dreieck zwischen Patienten/Versicherten, Leistungserbringern

---

[94] In Corsten (1995) wird der Zusammenhang respektive Unterschied zwischen Effektivität und Effizienz wie folgt definiert: „Während Effektivität als ein Globalmaß aufgefasst wird, d. h. sie legt lediglich die grundsätzliche Eignung eines Mittels zur Zielerreichung fest, stellt Effizienz eine differenzierte Größe dar, indem sie die relativen Zielbeiträge von Maßnahmen erfasst und hierdurch eine zieladäquate Abstufung dieser Maßnahmen ermöglicht. Dies bedeutet, dass auf der Grundlage der Effektivitätsbetrachtung nicht die geeignetste Alternative ausgewählt werden kann, sondern lediglich ein Alternativenbündel festgelegt wird, dass grundsätzlich geeignete Maßnahmen enthält."

und Krankenkassen existiert bislang nur auf zwei von drei Ebenen eine Wettbewerbssituation. Zum einen haben die Versicherten auf dem Versicherungsmarkt seit 1996 freie Kassenwahl,[95] zum anderen besteht seit jeher durch die freie Arztwahl eine Konkurrenzsituation auf dem Behandlungsmarkt. Lediglich auf dem Leistungsmarkt findet kein Wettbewerb um kassen- und versorgerindividuelle Leistungsverträge statt, da der Sozialgesetzgeber Kassen und Leistungserbringer zur Bildung von Verbändekartellen zwingt und diesen ein Vertrags- und Vergütungsmonopol[96] einräumt (Cassel 2002).

Durch die Einführung der DRGs hebt der Gesetzgeber nun keinesfalls die Verpflichtung der Kassen, Ärzte und Krankenhäuser zum Abschluss von Kollektivverträgen auf. Nach wie vor wird den Beteiligten keine Freiheit zum selektiven Kontrahieren gewährt. Dennoch müssen sich die Anstalten nun auf einem weitgehend polypolistischen Markt zurechtfinden und ihr Leistungsziel stärkeren ökonomischen Zwängen unterwerfen. Zwar unterlagen die Krankenhäuser auch im alten System ökonomischen Zwängen, jedoch waren sie durch die weitreichende Intransparenz der Leistungserbringung vom Marktdruck abgeschottet. Dies spiegelt sich in der gesetzgeberischen Haltung wider, die nun durch vermehrten Dezentralismus in den Hintergrund rückt und die dirigistische Feinsteuerung wie etwa bei den jährlichen Budgetverhandlungen und den Pflegesätzen aufgibt. Die ehemals in Verhandlungsrunden festgelegte Budgetforschreibung wird durch eine Erstattung in Form von Wettbewerbspreisen ersetzt.

Aus diesen Gründen ist anzunehmen, dass die Verwaltung und insbesondere die Controlling-Abteilung an organisatorischer Dominanz gegenüber der Ärzteschaft gewinnt und mehr Entscheidungsgewalt an sich binden wird. All dies hat zur Folge, dass die Behandlung stärker ressourcenorientiert vollzogen wird und sich nicht mehr ausschließlich am Bedarf des Patienten orientiert. Somit kann festgehalten werden, dass die Definition des Leistungszieles der Krankenhäuser unter den neuen Rahmenbedingen nicht mehr primär unter Aspekten der Sachzieldominanz erfolgt, sondern eine duale Kombination aus Formal[97]- und Sachzielen dar-

---

[95] Zu den Determinanten des Kassenwechsels in der GKV vgl. die statistischen Analysen in Böcking et al. (2002) und Pittrow et al. (2002a).

[96] Im Rahmen der geplanten Strukturreformen der Bundesregierung im Gesundheitswesen sollen zukünftig zumindest Einzelverträge zwischen Fachärzten und Krankenkassen gefördert werden, nachdem Bundeskanzler Gerhard Schröder zur Stellung der Kassenärztlichen Vereinigungen in seiner Regierungserklärung am 14. März 2003 ausdrücklich betont hatte: "Dieses Vertragsmonopol hat sich überlebt."

[97] Hierunter sind Liquiditäts-, Rentabilitäts- und Sekuritätsziel zu verstehen. Im SGB V ist in diesem Zusammenhang von Wirtschaftlichkeitszielen die Rede.

stellt (Eichhorn und Greiling 2002), wodurch die Verknüpfung von Wirtschaftlichkeit und Leistungsqualität deutlich in den Vordergrund rückt.

6.4.3.2 Anreizwirkungen

Die Umstellung der Leistungsabrechnung auf Fallpauschalen schafft demnach diametral entgegengesetzte Anreize im Vergleich zum Kostendeckungssystem. Diese dürften sowohl zur Optimierung der Adäquanz und Relevanz des Behandlungsprozesses als auch zur Mitteladäquanz der Leistungserstellung beitragen, denn bei einer Entlohnung über Fallpauschalen führt jede Verschwendung beim Einsatz der Produktionsfaktoren zu einer Verringerung der beim Erbringer der Leistungen verbleibenden Gewinne. Für die Umsetzung der Reform kann somit prinzipiell davon ausgegangen werden, dass die Wettbewerbsfunktion einer möglichst effizienten Faktorallokation weitgehend erfüllt wird (Mörsch 2002). Dieser Umstand wird durch die oben beschriebenen empirischen Trends gestützt, da die Tendenz zur Verlangsamung der Kostensteigerung nicht mit einer Beeinträchtigung der Behandlungsqualität einhergegangen ist.

Die durch die veränderten Anreizstrukturen erwarteten Auswirkungen des G-DRG-Systems liegen vor allem in der stark verbesserten Operationalisierung der Leistungen und den daraus ableitbaren Strategien. Dies erleichtert, wie im Kriteriensystem in Tabelle 14 dargelegt, zum einen die Verbesserung der Leistungsqualität sowohl hinsichtlich der Zielerreichung durch die präzisere Dokumentation des Behandlungsergebnisses als auch durch das Aufstellen von Standards im Behandlungsprozess. Zum anderen wird die Kontrolle der Leistungsqualität und Wirtschaftlichkeit durch erhöhte Datentransparenz und aussagekräftigen Kennzahlen vereinfacht sowie die Möglichkeit zu periodischen Evaluierungen.[98] Des Weiteren kann die neue Datenbasis als wertvolle Grundlage für epidemiologische Untersuchungen dienen. Ein Ziel der Qualitätssicherung auf Basis der neuen Datengrundlage kann die Identifikation des Einflusses der Anzahl der Behandlungen auf die Kosten für die jeweilige Prozedur sein, wodurch

[98] Im BMG wird in diesem Zusammenhang über die Einrichtung eines Qualitätszentrums diskutiert, das u. a. Behandlungsempfehlungen auf Basis evidenzbasierter Leitlinien ausspricht. Die evidenzbasierte Medizin (EBM) bezeichnet hierbei den gewissenhaften, ausdrücklichen und vernünftigen Gebrauch der gegenwärtig besten externen, wissenschaftlichen Evidenz für Entscheidungen in der medizinischen Versorgung. Die Praxis der EBM bedeutet die Integration individueller klinischer Expertise mit der bestmöglichen externen Evidenz aus systematischer Forschung. Als einzelne Beispiele deutscher EBM-Forschung seien hier Bosch et al. (2002) und Pittrow et al. (2002b) genannt.

letztendlich eine Auswahl von leistungsfähigeren Krankenhäusern ermöglicht wird.[99] Dies geschieht vor dem Hintergrund, dass bei einem höheren Volumen oftmals Effizienzgewinne aufgrund positiver oder steigender Skaleneffekte (Economies of Scale) unterstellt werden. Diese Skaleneffekte sind bedingt durch das Absinken der Durchschnittskosten mit zunehmenden Behandlungszahlen, da die fixen Kosten nun auf eine größere Menge an Prozeduren aufgeteilt werden (Schwartz et al. 1996). Außerdem wird oftmals argumentiert, dass ein höheres Volumen von vergleichbaren Behandlungen mit einer besseren Qualität, charakterisiert durch eine verringerte Anzahl von Komplikationen, Komorbiditäten oder Mortalitäten, einhergeht.[100]

Als Folge all dessen resultiert durch den Wegfall von Erlösausgleichsregelungen ein ungleich höheres Insolvenz- und Finanzrisiko für die Kliniken als im alten System. Die Aufrechterhaltung vieler Abteilungen (z. B. mit hoher Kapitalintensität und/oder hohen Fixkosten im Personalbereich) ist nur dann möglich, wenn deren hinreichende und profitable Auslastung gewährleistet ist. Der Betrieb von beispielsweise zwei räumlich benachbarten, unterausgelasteten Linksherzkatheterplätzen ist betriebswirtschaftlich wenig sinnvoll. Derartige Konstellationen führten im gewohnten System zu umfassenden Planverfahren, Verhandlungen zwischen Leistungserbringern und Krankenkassen, Auseinandersetzungen mit dem Medizinischen Dienst und anderen Varianten planwirtschaftlicher Einflussnahme. In einem kompletten DRG-System wird hier eine andere Überlegung in den Vordergrund gerückt, nämlich die Frage der betriebswirtschaftlichen Sinnhaftigkeit einer solchen Investition bzw. der Konkurrenzfähigkeit der Preise unter dem Vorbehalt der medizinischen Versorgungsqualität.

---

[99] International hingegen hat eine Vielzahl von Studien in den letzten 20 Jahren einen signifikanten Zusammenhang zwischen Menge und Qualität der Leistungserstellung belegt. Allerdings ist hinzuzufügen, dass hier zwei Hypothesen postuliert wurden. Die Übung-macht-den-Meister-Hypothese („Practice-makes-perfect“) erklärt die guten Ergebnisse durch größere Fertigkeiten bei höheren Fallzahlen, wonach die größeren Fertigkeiten der Ärzte in einer Qualitätsverbesserung von Behandlungsprozessen münden. Demgegenüber geht die Zuweisungs-Hypothese („Selective referral patterns“) davon aus, dass sich Patienten und Ärzte gezielt an Ärzte mit besseren Ergebnissen wenden, was zu einer höheren Fallzahl der betreffenden Einrichtungen führt (Luft et al. 1989). Einen systematischen Überblick zu diesem Analysespektrum bieten Aletras et al. (1996).

[100] Bislang existieren aufgrund der unzureichenden Datenlage nur wenige deutsche Studien zu diesem Zusammenhang (Gandjour et al. 2002), womit sich neue Forschungsfelder eröffnen.

6.4.3.3 Systemkomplexität

Die neue Systematik bedingt allerdings eine höhere Systemkomplexität in dem hochgradig verzweigten Umfeld Krankenhaus, wo standardisierte Vorgaben naturgemäß an ihre Grenzen stoßen müssen (Wertheimer und Rastogi 2002). Außerdem erfordert die Transparenz der Abrechnung und der Kostendaten einen vergleichsweise höheren Aufwand an Dokumentation und Qualitätssicherung, der die Adaptionsfähigkeit der neuen Methodik sicherstellen soll.[101] Im Gegensatz dazu steht hingegen eine Vereinfachung des neuen Systems durch seine Adaptionsfähigkeit. Diese Adaptionsfähigkeit stellt sicher, dass eventuelle Schieflagen durch die jährliche Neukalkulation bestehender und der Erweiterung durch neue Fälle ausgeräumt werden. Auch die Einteilung von Patienten und deren Krankheiten in medizinisch gleichwertige (isoklinische) und aufwändige (isoressourcen) Gruppen trägt zu einer Verringerung der Systemkomplexität bei.

Um das System betrugsresistent zu gestalten und die neu gewonnene Transparenz über die Leistungen zu nutzen, werden umfangreiche Maßnahmen zur Qualitätssicherung notwendig, die im alten System nicht in diesem Ausmaß vonnöten waren und zusätzliche Kosten verursachen werden. Durch die transparente Kodierung muss zum internen Verständnis und externen Vergleich eine bessere Operationalisierung und Analyse des Behandlungsergebnisses erfolgen, was die unbedingte Einführung einer fallbezogenen Kostenträgerrechnung voraussetzt. Als Folge dessen kann es nicht nur zu einer genaueren Abbildung der Behandlungsprozesse kommen, sondern auch zu einem besser steuerbaren Verbrauch an Repetier- und Produktionsfaktoren.[102]

---

[101] Allerdings hat bereits die alte Abrechnungsschematik einen enormen Aufwand verursacht. In einer ersten Repräsentativerhebung wurde der Dokumentationsaufwand im Ärztlichen Dienst der deutschen Kliniken untersucht. Insgesamt belief sich der ärztliche Dokumentationsaufwand in der Chirurgie auf ca. 2:42 Stunden und in der Inneren Medizin auf rund 3:15 Stunden je Arzt und Arbeitstag, wobei die Aufwandswerte sehr stark zwischen den einzelnen Ärzten streuten. Jedoch, so wird angenommen, ist zu befürchten, dass sich die Entwicklung im DRG-System fortsetzt und noch weiter verschärft (Blum und Müller 2003).

[102] Denkbar sind hier Kontrollinstanzen, die nach angelsächsischem Vorbild (NICE) auch in Deutschland eingeführt werden sollen. Hierbei handelt es sich im Einzelnen um (Matthes und Wiest 2000):

- Performance Measurement (wertfreie Erhebung quantitativer Leistungsdaten)
- Zentrale Kontrollinstanzen/Peer Review Organisations (Überprüfung der erbrachten Leistungsqualität im Zusammenhang mit der Diagnose, Notwendigkeit der Behandlung und deren Angemessenheit, Einhaltung der medizinischen Standards, Richtigkeit und Transparenz der Angaben)
- Mindeststandards (Vergabe von Zertifizierungen bzw. Akkreditierungen, Nachweis von Mindestfallzahlen)
- Öffentliche Berichterstattung (Veröffentlichung von Qualitätsberichten durch Krankenhäuser)

6.4.3.4 Zwischenfazit

Der große Vorteil eines DRG-Konzeptes liegt also darin, die Leistungsfähigkeit von Krankenhäusern oder einzelnen Abteilungen besser zu beurteilen und zu vergleichen. Die Kombination aus Wirtschaftlichkeit und Leistungsqualität in Form der Analyse und Beurteilung des Behandlungs- und Leistungserstellungsprozesses wird somit gefördert. Darüber hinaus sind DRG-Systeme praktisch selbstlernende Systeme, da sowohl die Gruppierungen als auch Bewertungsrelationen jährlich nach vorab definierten Regeln angepasst werden. Dadurch können Veränderungen der Behandlungsverfahren und des Leistungsspektrums relativ zeitnah in die Systeme implementiert werden. Wesentlich ist hierbei, dass diese Adaption aufgrund der Datentransparenz empirisch erfolgen kann (Mansky 2002). Die Tabelle 15 katalogisiert die Unterschiede des neuen und des alten Systems nochmals übersichtsartig:

Struktur	Merkmale	Vergütung (bis 2003)	G-DRGs (ab 2003)
Rahmenbedingungen	1. Zielsetzung	1. Dominanz medizinischer Ziele	1. Kombination medizinischer und wirtschaftlicher Ziele
	2. Patientenorientierung	2. Bedarfsorientierung	2. Ressourcenorientierung
	3. Bedeutung des Wettbewerbs	3. Weitgehende Abschottung vom Marktdruck	3. Weitgehend Behauptung auf polypolistischem Markt
	4. Organisatorische Dominanz	4. Tendenziell Ärzteschaft	4. Tendenziell Verwaltung
	5. Steuerungsmechanismus	5. Dirigistische Feinsteuerung/Zentralismus	5. Gesetzgeberische Zurückhaltung/Dezentralismus
	6. Kostenerstattung	6. Erstattung im Rahmen der Budgetfortschreibung	6. Erstattung durch Wettbewerbspreise
Anreizstrukturen	7. Abrechnung	7. Retrospektiv/Prozedural	7. Prospektiv/Diagnostisch
	8. Insolvenz-/Finanzrisiko	8. Niedrig	8. Hoch
	9. Vergütungsstruktur	9. Funktion der Verweildauer	9. Leistungsorientiert
	10. Innovationsbereitschaft	10. Tendenziell hoch	10. Niedrig bei kostenintensiven Neuerungen
Systemkomplexität	11. Dokumentationsaufwand	11. Mittel	11. Hoch
	12. Aufwand Qualitätssicherung	12. Niedrig	12. Hoch
	13. Adaptionsfähigkeit	13. Niedrig	13. Hoch
	14. Isoklinische/isoressourcen Gruppierung	14. Niedrig	14. Hoch

Tabelle 15: Vergleich der deutschen Vergütungssysteme

Letztendlich kann konstatiert werden, dass ein Paradigmenwechsel stattgefunden hat. Als Folge dessen ist die bundesdeutsche Vergütung im Krankenhaus von der Erstattung der bei der Leistungserbringung angefallenen Kosten, die für jedes Krankenhaus unterschiedlich sind, zur Bewertung der erbrachten Leistungen mit vorher festgelegten festen Preisen übergegangen, die unabhängig von der Effizienz des jeweiligen Krankenhauses für jede Klinik gleich sind (Friedl und Ott 2001). Insofern ist die Einführung der DRGs durch die wachsende Bedeutung von Kostendämpfungsmaßnahmen nur eine logische Entwicklung in der Evolutionshistorie der deutschen Vergütungssysteme.

Allerdings ist zu beachten, dass die eigenen Ergebnisse und andere Meldungen einen dem eigentlichen Ziel widersprechenden Kostensprung - vor allem bedingt durch die Kurzliegerproblematik - ausgemacht haben. Hier könnten aufgrund der legislativen Ausgestaltung des Systems ungewünschte Effekte zutage treten. Ein Grund für diese unerwartete Wirkungsrichtung könnte darin liegen, dass der Gesetzgeber eine recht großzügige Übergangsregelung festgelegt hat, durch die Krankenhäuser für den frühen Umstieg „belohnt" oder zumindest nicht schlechter gestellt werden sollen.[103] Somit sind hier Fehlanreize gesetzt worden, die es gilt, in der nächsten Stufe der DRGs möglichst zu vermeiden.

Eine Zwischenbilanz zeigt bereits, dass die Fallschwere in den Krankenhäusern durchgängig höher liegt als beim Verhandlungsabschluss angenommen wurde (Leber und Malzahn 2003), was vor allem mit der verbesserten Kodierung in den Häusern zusammenhängt. Wird die Fallschwere in den Budgetverhandlungen zu niedrig festgesetzt, weil sie auf unvollständig kodierten Daten beruht, ist der Basisfallwert zu hoch und dem Krankenhaus fließt zuviel Geld zu. Erhält die Klinik 2003 aufgrund einer nicht vorgesehenen Fallzahl- oder Fallschwereentwicklung mehr Zahlungen als im Budgetabschluss vereinbart wurde, dann wird dies bei der Budgetverhandlung in 2004 durch Korrektur des Basisfallwertes für 2005 berücksichtigt. Was 2003 zuviel bezahlt wurde, fließt 2005 zurück. Deshalb ist erst Ende 2005 die Budgetneutralität erreicht. Daher können zu hohe Basisfallwerte in 2003 durchaus erhebliche Ausgabensteigerungen verursachen (Leber und Malzahn 2003).

Insofern erscheint die Annahme durchaus plausibel, dass vermehrt Krankenhäuser mit durchschnittlich höheren Kosten der Optionsregelung zugestimmt haben, um so vorzeitig an den

[103] In dem Fall, dass die tatsächlich eintretenden Erlöse vom prospektiv vereinbarten und um periodenfremde Ausgleiche und Berichtigungen veränderten Gesamtbetrag abweichen, sieht das Fallpauschalenänderungsgesetz (FPÄndG) im § 3 Abs. 6, Stand 20. Juni 2003, Mehr- oder Mindererlöse vor. Mindererlöse werden im Jahr 2003 zu 95%, im Jahr 2004 zu 40% ausgeglichen. Mehrerlöse aus Fallpauschalen, die in Folge einer veränderten Kodierung von Diagnosen und Prozeduren entstehen, verbleiben vollständig im Krankenhaus. Für sonstige Mehrerlöse gilt dies im Jahr 2003 zu 75% und im Jahr 2004 zu 65%. Außerdem wird der Krankenhausbetriebsvergleich teilweise ausgesetzt (Roeder und Schick 2003).

generösen Minder- bzw. Mehrerlöstöpfen zu partizipieren. Sollte dies der Fall sein, dann hat der Gesetzgeber mit dieser Übergangsregelung lediglich einen Pyrrhussieg davongetragen. Zwar wurde der Startschuss für das Optionsjahr trotz einiger Unklarheiten gegeben, jedoch ist vorstellbar, dass durch die globale Kostendeckelung des Systems eventuelle Mehr- durch Mindererlöse bei Nichtoptierern ausgeglichen werden müssen. Anstelle eines geplanten Leistungs- und Qualitätswettbewerbes wäre durch diesen ersten Reformschritt nur ein Verdrängungs- und Umverteilungswettkampf entstanden (Ahrens et al. 2004). Viele Häuser scheinen Probleme weiter vor sich herzuschieben, ohne dem Druck ausgesetzt zu werden, strukturelle Änderungen so schnell wie möglich zu implementieren, was die gewünschten Auswirkungen eines DRG-Systems in Deutschland auf der Zeitachse verschieben könnte.

Trotz der regulatorischen Anfangsschwierigkeiten formuliert Mansky (2002), dass DRGs im deutschen Gesundheitswesen zwar nicht alle Probleme lösen können, jedoch ökonomische Fehlanreize reduzieren, Anbietern mit unterschiedlichen Leistungsstrukturen unter Berücksichtigung von Risikoaspekten die benötigten Mittel zur Verfügung stellen und den Anbietern erlauben Gewinne zu erwirtschaften, wenn sie ihre Abläufe optimal organisieren. Dies unterstreichen die empirischen Befunde der Literatur und die eigenen Ergebnisse, die in ihrer Gesamtheit eine derartige Vergütung - abgesehen von den legislativen Fehlanreizen - eher als Chance denn als Wagnis einstufen und die theoretischen negativen Anreizwirkungen in den meisten Fällen widerlegen.

Als Fazit und als Antwort auf die eingangs gestellte Frage, welches System die Produktionsfaktoren effizient einsetzt und Gesundheitsleistungen möglichst wirksam und kostengünstig erbringt, kann aus diesen Ausführungen gezogen werden, dass das neue wettbewerbsorientierte preisliche Steuerungssystem aufgrund seiner Anreizmechanismen, den geänderten Rahmenbedingungen und trotz der höheren Systemkomplexität geeigneter als das alte System erscheint, eine optimale Kombination aus Versorgungsqualität und Wirtschaftlichkeit im Sinne von Effektivitäts- und Effizienzmanagement zu gewährleisten. Sollten in den nächsten Jahren die oben erwähnten regulatorischen Unvollkommenheiten abgebaut und die Akteure im stationären Sektor mit strukturellen Anpassungen auf die Herausforderungen reagieren, dann wird das neue Vergütungssystem zu einer Effektivitäts- und Effizienzsteigerung beitragen können.

6.5 Handlungsoptionen durch die Reform für die Akteure

Nach den vorgestellten Überlegungen zu den Konsequenzen und der Bewertung der Reform sollen in den nächsten Abschnitten die Implikationen für die Hauptakteure - Krankenhäuser und Krankenkassen - dargelegt werden. Die o. a. Überlegungen haben deutlich gemacht, dass das neue System anhand der tabellarisch aufgeführten Kriterien von Leistungsqualität und Wirtschaftlichkeit eine Verbesserung von Zielerreichung, Behandlungs- und Leistungserstellungsprozess ermöglichen kann. Aus diesem Grund soll im folgenden Abschnitt das Hauptaugenmerk auf die Einführung neuer Ansätze oder die Intensivierung bestehender Ansätze gelegt werden, durch welche sich die beiden Parteien strategisch und organisatorisch-operativ neu ausrichten können, um so die finanziellen Auswirkungen der Reform zu bewältigen und die Leistungsqualität und Wirtschaftlichkeit zu optimieren.

6.5.1 Handlungsoptionen für Krankenhäuser

Die empirischen Ergebnisse der Abschnitte 5.1 bis 5.3 sowie die Resultate der anderen deutschen Studien zu diesem Thema haben gezeigt, dass die Optionshäuser bislang weitestgehend ohne den Verdacht zur Manipulation von der Einführung des DRG-Systems profitiert haben. Die regulatorische Ausgestaltung des Systems hat den Kliniken die Möglichkeit eröffnet, die Umstände bei der Kurzliegerabrechnung zu einer strukturellen Veränderung ihrer Kostenposition zu nutzen. Trotzdem stellt dieser Vorteil lediglich einen Zeitgewinn dar, denn wie in den Abschnitten 6.3 und 6.4 angeführt, wird die vereinbarte Budgetneutralität dazu führen, dass den Krankenhäusern in den nächsten Jahren ein niedrigerer Basisfallwert zugeteilt wird, der Mindereinnahmen bei gleichem Behandlungsspektrum zur Folge hat.

Es wurde aus den Ausführungen außerdem ersichtlich, dass die Umstellung des Pflegesatzsystems auf DRG-Entgelte künftig Überkapazitäten durch abnehmende Verweildauern im Krankenhausbereich hervorruft. Der oben angesprochene Zeitgewinn muss seitens der Kliniken genutzt werden, um strukturelle Veränderungen anzugehen, die eine erfolgreiche Positionierung vor dem Hintergrund der Überkapazitäten im zunehmend wettbewerblichen Umfeld ermöglichen. Die Kliniken werden nun durch das Wegfallen von Ausweichmöglichkeiten in Form von zu langen Liegezeiten angehalten sein, sich intensiver damit zu beschäftigen, wie durch die Optimierung von existierenden Behandlungs- und Leistungserstellungsprozessen die vorhandenen Ressourcen sinnvoller eingesetzt werden können. Ebendiese strukturellen

Veränderungsoptionen sollen im vorliegenden Abschnitt thematisch behandelt werden und sind in Abbildung 20 übersichtsartig zusammengefasst.

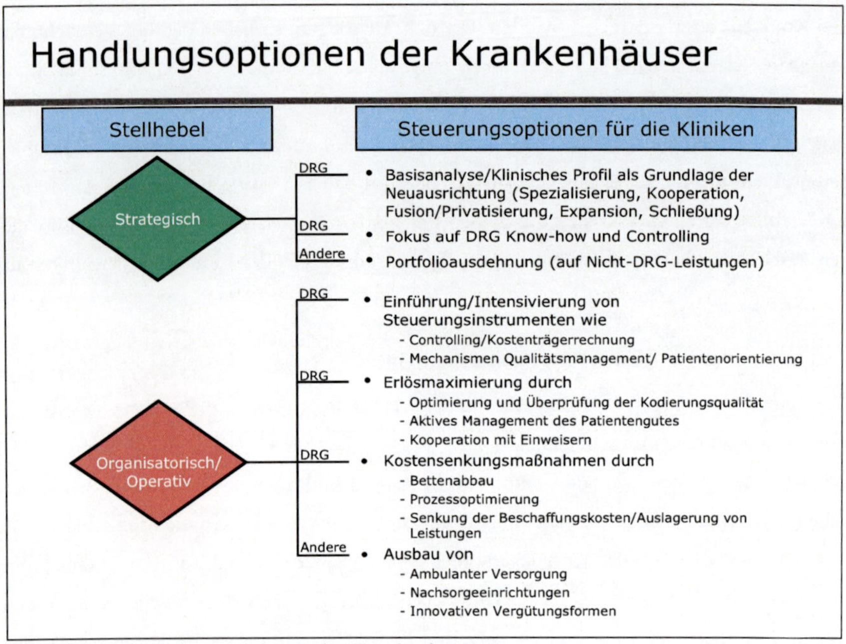

Abbildung 20: Handlungsoptionen der Krankenhäuser

Die Handlungsimperative sind in strategische und organisatorisch-operative Stellhebel unterteilt, die jeweils einen direkten Bezug zum DRG-System haben oder angrenzende bzw. andere Bereiche betreffen. Die strategischen Komponenten sollen dazu dienen, einen Entwurf für die Durchführung eines Gesamtkonzepts zu ermöglichen, nach dem die handelnden Krankenhäuser ein bestimmtes Ziel zu erreichen suchen. Darauf aufbauend oder unterstützend sorgen die organisatorisch-operativen Elemente für die Realisierung des Entwurfs oder Konzepts durch einen stringenten Kriterien- und daraus abzuleitenden Maßnahmenkatalog. Zurückführen lassen sich diese Handlungsoptionen auf die in Abschnitt 6.4.2 vorgestellten Kriterien eines Vergütungssystems, das anhand der Hauptkriterien Leistungsqualität und Wirtschaftlichkeit eine Definition der Zielerreichung (strategisch) vornimmt und diese organisatorisch und operativ im Behandlungs- und Leistungserstellungsprozess umzusetzen versucht.

6.5.1.1 Strategische Handlungsoptionen

Böcker et al. (2000) vermerken, dass sich die Lage jedes einzelnen Krankenhauses durch die Reform grundlegend ändern wird und durch Budgetverschiebungen 10-20% der Kliniken in ernsthafte budgetäre Schwierigkeiten geraten, während Clade (2003) konstatiert, dass der gesamte Krankenhausmarkt vor gravierenden Anpassungs- und Umstrukturierungsprozessen steht. Andere Autoren wie Schmidt et al. (2003) erwarten durch die Reform und den hohen Investitionsbedarf der Häuser, den private Träger einfacher am Kapitalmarkt erlösen können, eine Privatisierungswelle, wohingegen andere Experten (z. B. Strehl 2002) die Privatisierungstendenzen als weniger dramatisch einstufen. Rocke (2002) kommt zu dem Schluss, dass „Kooperationen und Fusionen im Krankenhausbereich immer mehr als unausweichliche Reaktion auf den ökonomischen Druck gelten...", während Knorr (2003) eine Spezialisierung der Kliniken als Ausweg bevorzugt, um dem Wettbewerbsvorteil größerer Einrichtungen begegnen und etwaige Schließungen vermeiden zu können. [104]

Alle diese Äußerungen verdeutlichen - wie die letztendliche Positionierung auch ausfallen mag - dass ein strategischer Imperativ der Kliniken darin besteht, eine Neuausrichtung zu vollführen. Diese Entscheidung kann nur vor dem Hintergrund einer genauen Analyse der eigenen Leistungsstrukturen und der potenziellen Versorgungsstrukturen gefällt werden, so dass ein genaues Bild über die Erlös- und Kostensituation von immenser Bedeutung für die strategische Weichenstellung ist. Als erster Schritt muss seitens der Controllingabteilung der Kliniken eine Basisanalyse der Erlös- und der Kostenkonstellation vorgenommen werden, um hier einen Überblick über die Ist-Situation pro Diagnose[105] und somit pro Fachabteilung zu

---

[104] Auch in vielen anderen DRG-Ländern traten nach der DRG-Einführung Spezialisierungs- und Fusionstendenzen zutage (Böcker et al. 2000). Teilweise wurden hierbei ganze Abteilungen ausgegliedert oder Kliniken schlossen sich zu Einkaufsgemeinschaften zusammen und begaben sich zunehmend unter das Dach von Krankenhausketten. In den USA stieg der Anteil von Community-Hospitals, die Mitglied einer Klinikkette waren, von 27% im Jahr 1985 auf über 45% im Jahr 1995 (Sell 2000).

[105] Denkbar ist hier die Anwendung einer ABC-Analyse. Das von Pareto (1896) entwickelte Verfahren ermöglicht durch die Strukturierung des Beobachtungsspektrums eine Konzentration von Aktivitäten auf die Bereiche mit der größten (wirtschaftlichen) Bedeutung (Hartmann 1999). Erfahrungswerte zeigen, dass im Bereich der Fallzahlen 10% der DRGs bereits 50% der Fälle und ein Drittel der DRGs schon 80% der Falldaten abbilden (Braun 2002), während in anderen Stichproben die 10 bzw. 25 häufigsten Diagnosen bereits 40% bzw. 60% der Fälle abbilden (Felder und Schmitt 2000b). Die 20 häufigsten Diagnosen bei männlichen und weiblichen Patienten im Jahr 1999 machten mit 5,22 Mio. Fällen einen Anteil von 32,2% an den Gesamtfällen aus (Statistisches Bundesamt 2002b). Ausgangpunkt zur wertmäßigen Bedeutung der Krankenhausfälle ist eine Werthäufigkeitsverteilung, die Auskunft darüber gibt, welchen Anteil die aufgetretenen Einzeldiagnosen in ihrer Häufigkeit an den Gesamtfällen und -kosten aufweisen (Corsten 1995). Hierzu werden die Fälle auf Basis ihrer Häufigkeit und Einzelkosten angeordnet und in einer Werthäufigkeitstabelle klassifiziert (Wöhe 2000).

gewinnen. Das Ergebnis dieser Basisanalyse muss die Positionierung auf der Basis des klinischen Profils im veränderten Umfeld begründen. Auf der Erlösseite gehört hierzu die Analyse des Fallmengengerüstes, die eine vollständige Erfassung und Dokumentation der erbrachten Leistungen und eine vollständige und korrekte Gruppierung zur Leistungsabrechnung auf Basis einer notwendigen Verknüpfung der Informationssysteme voraussetzt. Demgegenüber ist eine Kostenrechnung zur Wirtschaftlichkeitskontrolle pro Fall zu stellen, die als Resultat einen Gewinn oder Verlust bzw. Deckungsbeitrag der jeweiligen Behandlung identifiziert. Ohne diese Transparenz über das eigene Leistungsspektrum bleiben jegliche Entscheidungen spekulativer Natur, so dass die erste Priorität der Kliniken dem Aufbau von DRG-Know-how und dem damit verbundenen Controlling[106] gelten muss, um so Informationen zu generieren, die letztendlich zur Entscheidungsfindung herangezogen werden können.

Des Weiteren ist es für die Kliniken erforderlich, sich mit einer potenziellen Ausweitung des Leistungsportfolios auf andere Bereiche und innovative Vergütungsformen auseinander zu setzen. Verschiedene Untersuchungen kamen zu dem Schluss, dass in einem DRG-System eine Tendenz zu intersektoralen Überweisungsketten besteht, so dass sich die Frage für die Kliniken stellt, inwiefern von diesem wahrscheinlichen Umstand profitiert werden kann. Prinzipiell werden die Krankenhäuser künftig flexibel bei der Leistungserstellung bleiben und ständig prüfen müssen, ob das Leistungsangebot zu einem einheitlichen Komplettangebot - von der ambulanten über die stationäre bis hin zur teilstationären und rehabilitativen Leistungserbringung - ausgebaut werden kann (Clade 2003). Für eine vertikale Integration der Leistungsketten im Gesundheitswesen hat der Gesetzgeber bereits elementare Voraussetzungen geschaffen,[107] die bisher weitestgehend ungenutzt geblieben sind (Robra et al. 2002). Nach der Untersuchung und der strategischen Weichenstellung in puncto Basisanalyse, DRG-Fokus und Portfolioausweitung können auf Grundlage dieser prinzipiellen Entscheidungen organisatorische und operative Optionen thematisiert werden.

---

[106] Unter Controlling wird hier, obschon die Literatur durch eine Vielzahl unterschiedlicher Definitionsansätze gekennzeichnet ist, „die Gesamtheit der Aufgaben verstanden, welche die Sicherstellung der Informationsversorgung und die Koordination der Unternehmensführung zur optimalen Erreichung aller Unternehmensziele zum Gegenstand haben“ (Weber 1999).

[107] Geregelt im § 140a ff SGB V.

6.5.1.2 Organisatorisch-operative Handlungsoptionen

In erster Linie besteht für die Kliniken nun eine Notwendigkeit, sich mit der Einführung und Intensivierung von Steuerungsinstrumenten auseinanderzusetzen. Nach den gesetzlichen Vorschriften[108] hat "das Krankenhaus eine Kosten- und Leistungsrechnung zu führen, die eine betriebsinterne Steuerung, sowie eine Beurteilung der Wirtschaftlichkeit und Leistungsfähigkeit erlaubt...". Diese gesetzliche Vorschrift hat bislang aber noch nicht dazu geführt, dass die meisten Kliniken ihre Kosten verursachungsgerecht zuteilen können. Die vielerorts praktizierte Kostenrechnung, welche sich im wesentlichen auf die vollkostenorientierte Kostenstellen- bzw. Kostenartenrechnung im Sinne einer Ist-Kostenrechnung stützt, wird als alleiniges Steuerungsinstrument nur bedingt genügen, denn hier wird lediglich danach gefragt, an welchem Ort welche Kosten angefallen sind, aber nicht wofür die Ressourcen verbraucht wurden. Insofern sollte hier zusätzlich eine Kostenträgerrechnung eingesetzt werden, die eine verursachungsgerechte Identifikation der angefallenen Kosten leisten kann und als deren Aufgaben Preisbildung und -kontrolle, Wirtschaftlichkeitskontrolle der Leistungserstellung sowie Planung, Steuerung und Analyse des Leistungsprogramms zu nennen sind (Düsch et al. 2002).[109]

Auch zusätzliche Maßnahmen für das Qualitätsmanagement und für die Patientenorientierung sind unter dem neuen System unabdingbar, da die Häuser zunehmend auf eine patientenorientierte Ausrichtung im Rahmen des Qualitätsmanagements mit Methoden wie den u. a. Betriebspfaden[110] angewiesen sein werden. Hier gilt es, die eigene Versorgungsqualität abzusichern und zu kommunizieren. Die Einführung einschlägiger Qualitätssicherungs- und Zertifizierungsverfahren[111] muss erfolgen, um dem zunehmend informierten und mobilen „Kunden“ Patient eine Entscheidungshilfe an die Hand zu geben. Zwar gründen Patienten ihre Wahlentscheidung für ein bestimmtes Haus noch stark auf die „anekdotische Evidenz“ (Hoffmann 2002), der Empfehlung von Freunden oder Nachbarn, aber im Zuge zusätzlicher

---

[108] Vgl. Krankenhausbuchführungsverordnung, § 8 Kosten- und Leistungsrechnung.

[109] Problematisch erscheint hier, dass der größte Teil der im Krankenhausbetrieb entstandenen Kosten nur schwerlich den Kostenträgern zugeordnet werden kann, denn die Dominanz der Gemeinkosten mit einem Anteil von mehr als 75% eröffnet sowohl hinsichtlich der Kostenträger als auch der Kostenstellen zahlreiche Interpretationsschwierigkeiten und Manipulationsmöglichkeiten (Wasem und Vincenti 2000).

[110] Für einen Übersichtsartikel zur momentan in Deutschland vielerorts diskutierten Optimierung der klinischen Behandlungs- oder Betriebspfade vgl. Roeder (2002).

[111] Hier bieten sich u.a die DIN-ISO Norm 9000 ff., die European Foundation for Quality Management (EFQM) oder das gemeinsam von der Deutschen Krankenhausgesellschaft, der Bundesärztekammer, dem Deutschen Pflegerat und den Spitzenverbänden der Krankenkassen getragene Zertifizierungsverfahren zur Kooperation für Transparenz und Qualität im Krankenhaus (KTQ) an.

Informationsverfügbarkeit wird auch dieses Kriterium durch die informationelle Kompetenz einiger Patienten an Wichtigkeit einbüßen. Dieses veränderte Rollenverständnis des mündigen Patienten bzw. der Patientensouveränität muss die Einrichtungen zu einem durchgreifenden Wandel im Dienstleistungsverständnis bewegen.[112]

Auf Grundlage der o. a. (erweiterten) Ist-Situation gilt es für die stationären Einrichtungen außerdem, Aufschluss über die potenziellen Erlös- und Kostenblöcke zu gewinnen, denn eine Deckung der Fixkosten kann nicht mehr wie bisher über die Ausweitung der Verweildauer, sondern nur durch betriebswirtschaftliche Optimierungsansätze erreicht werden. Auf der Erlösseite muss geprüft werden, inwiefern die Optimierung und Überprüfung der Kodierungsqualität eine reale Erlössteigerung nach sich ziehen kann. Vielversprechend erscheint in diesem Zusammenhang der Einsatz von Medizinischen Dokumentationsassistenten, die den Arzt entlasten und durch die der klinische Alltag der DRG-Dokumentation neu organisiert wird. Die immer komplexere Dokumentationsarbeit wird dadurch von den Ärzten genommen, so dass diese sich vermehrt der Leistungserbringung und somit der Erlössteigerung widmen können.

Eine weitere Erlössteigerung kann durch aktives Management des Patientengutes zuwege gebracht werden, worunter die in Abschnitt 6.2.4 erläuterte Patientenselektion zu verstehen ist. Kliniken mit überdurchschnittlichen Kosten bei geringer Fallschwere könnten versuchen, ihre dadurch entstehenden Defizite durch eine Restrukturierung des Leistungsangebotes abzubauen, indem vermehrt Patienten mit einer für sie günstigen Kosten-Fallschwere-Relation („Rosinenpickerei") behandelt werden (Böcker et al. 2000). Eine letzte Möglichkeit zur Erhöhung der Einnahmen besteht in der Forcierung der Kooperation mit einweisenden Ärztenetzwerken, was zur Erhöhung der jeweiligen Fallzahlen beitragen kann.

Insgesamt sind die hier angeführten Strategien zur Erlösmaximierung aber nur bedingt erfolgversprechend. Die Ergebnisse der eigenen Untersuchung und der anderen deutschen Studien deuten hinsichtlich der Dokumentation darauf hin, dass die Fallschwere insgesamt zugenommen hat, was aber durch eine sorgfältigere Erfassung nicht-manipulativer Art erlösrelevanter

[112] Eines der Kernelemente werden hierbei die ab 2005 erstmals für das Jahr 2004 veröffentlichten Qualitätsberichte der Krankenhäuser bilden, der zu den Bereichen Struktur- und Leistungsdaten, Qualitätspolitik, externe Qualitätssicherung und Qualitätsmanagement Aussagen treffen werden.

Effekte hervorgerufen wurde. Der Dokumentationseffekt kann als realer Effekt des Ressourceneinsatzes tatsächlich zu dem gewünschten Effekt beitragen. Anders verhält es sich bei der möglichen Fallzahlensteigerung durch die oben angesprochenen Maßnahmen. Die hier vorgelegten Ergebnisse und die empirischen Kenntnisse aus anderen Ländern haben gezeigt, dass insgesamt nicht mit einer Erhöhung der Patientenzahlen zu rechnen ist, so dass allenfalls eine Umverteilung der existierenden Fallstrukturen erfolgen kann, die Gewinner- und Verlierereinrichtungen hervorbringt.

Ähnlich verhält es sich mit der Patientenselektion, die in anderen Anwenderstaaten nicht zu beobachten war und auch in Deutschland höchstens für den privaten Sektor eine Rolle spielen kann. Unabhängig von ihrer Trägerschaft werden die nach § 108 SGB V zugelassenen und damit öffentlich geförderten Krankenhäuser eine Fokussierung auf besonders kostengünstige oder ertragsstarke Krankheitsarten und Therapien nur dann praktizieren können, soweit der regionale Versorgungsauftrag nicht beeinträchtigt wird. Faktisch sind dementsprechend die rechtlichen Möglichkeiten einer Leistungsplanung unter den DRG-Bedingungen begrenzt. Einer gewinnorientierten Leistungsplanung im Sinne einer "Rosinenpickerei" steht also geltendes Recht entgegen, so dass das Optionsspektrum zur Erlössteigerung innerhalb des DRG-Systems eher gering ausfällt.

Daher gilt es, die Steuerung der Kostenseite weiterzuentwickeln, denn unter der neuen Fallpauschalen-Systematik entsteht die Notwendigkeit, die Kosten pro Behandlungsfall so limitiert wie möglich zu halten und Einsparungspotentiale zu identifizieren.[113] Darüber hinaus ist wie oben skizziert, mit einem weiteren Kapazitätsabbau zu rechnen, wenn keine ausreichende Auslastung der Abteilungen sichergestellt werden kann. Daher gilt es, eine kostendeckende Abteilungsauslastung anzustreben, da durch den hohen Fixkostenanteil sehr hohe Vorhaltekosten anfallen (Lang et al. 2002), was bei geringer Auslastung zu einer defizitären Leistungserstellung und somit notwendigen Quersubventionen führen würde. Diese Entwicklung

---

[113] Auch in den USA und anderen Ländern konzentrierten sich die Einrichtungen auf die Kostenreduktion (Coffey und Lewis 2000), die für die deutsche Krankenhauslandschaft ebenfalls relevante Möglichkeiten bietet. Die Maßnahmen zur Kostenreduktion umfassten u. a.:

- Personalreduktion durch Automatisierung der Labors
- Stopp der routinemäßigen Untersuchungen, die zuvor bei allen ins Krankenhaus aufgenommenen Patienten vorgenommen wurden
- Abschaffung der Ankreuzformulare zur Anforderung von Labortests in Kombination mit der Einführung der schriftlichen Beantragung der Tests
- Ausgliederung von Leistungen in den ambulanten Sektor (nicht von DRG-Einführung betroffen)

wird durch die Umsetzung der durch die Selbstverwaltung vorweggenommenen „Mindestmengenregelung“ in einigen Bereichen verschärft, so dass zahlreiche Abteilungen geschlossen werden müssen, wenn gewisse Operationen entsprechend der gesetzlichen Ausschlussregelung dazu führen, dass diese Leistungen in den betroffenen Krankenhäusern bei Unterschreitung der Mindestmenge nicht mehr erbracht werden dürfen (Bruckenberger 2003).

Ein zusätzlicher Steuerungsbedarf der Kliniken besteht in der Prozessoptimierung der bestehenden Abläufe. In diesem Bereich können mit dem Einsatz klinischer Behandlungspfade[114] als Referenzprozesse der therapeutischen Versorgung sowohl eine Kostenoptimierung als auch eine Qualitätsoptimierung der Kliniken vorangetrieben werden. Durch die vermehrte Nutzung der Pfade für Routinefälle ergibt sich für den Arzt ein standardisierter Handlungskorridor. Die in australischen Kliniken zum Standardrepertoire gehörenden Behandlungspfade eröffnen eine Reihe von Vorteilen, die vor allem in der Prozesskosten- und Ablauftransparenz, der Reduktion überflüssiger Leistungen,[115] der Patientenzentrierung und der Ausrichtung auf Behandlungsziele liegen, so dass das Ziel der Kosten- und Qualitätsoptimierung erreicht werden kann. Den Kliniken eröffnen die Pfade die Chance, die Klinikökonomen, bei Rationierungsentscheidungen auch die Krankenversicherungen, in die Mitverantwortung für das Behandlungsergebnis zu nehmen und das Verhältnis zwischen Anspruch und Ressourcenbedarf noch transparenter zu gestalten (Roeder 2002). Die Einführung der DRGs kann daher bislang unentdeckte, latente Überkapazitäten offen legen und damit einen Wettbewerb um Mengen bzw. Marktanteile fördern oder starten, der eine Beschränkung der Behandlung auf das medizinisch Notwendige nach sich ziehen würde (Robra et al. 2002).

---

[114] Roeder (2002) definiert diese als den „... im Behandlungsteam selbst gefundenen berufsgruppen- und institutionsübergreifenden Konsens für die beste Durchführung der gesamten stationären Behandlung unter Wahrung festgelegter Behandlungsqualität sowie unter Berücksichtigung der notwendigen und verfügbaren Ressourcen, ebenso unter Festlegung der Durchführungs- und Ergebnisverantwortlichkeit.“

[115] Die momentan größtenteils intransparente Leistungsabrechnung hat die Kliniken in den letzten Jahren dazu verleitet, Leistungen zu erbringen (z. B. Röntgen), die medizinisch wahrscheinlich nicht in allen Fällen notwendig gewesen sind. Studien zu diesem Thema in den USA haben ergeben, dass ein internistischer Teilradiologe vier bis fünfmal häufiger röntgt, als ein Internist, der seine Patienten mangels eigener Anlage zum Radiologen schickt. Das gilt im gleichen Ausmaß auch für das Röntgen beim Urologen und für Aufnahmen der Lendenwirbelsäule beim Orthopäden. Übertragen auf deutsche Verhältnisse bedeutet dies, dass von ca. 12 Mio. jährlichen Untersuchungen der Brustorgane, die nicht von Fachradiologen stammen, etwa 8 Mio. nicht unbedingt erforderlich sind. Gleiches gilt demnach für die 30 Mio. Röntgenaufnahmen des Skeletts, von denen nach dieser groben Rechnung ca. 23 Mio entbehrlich sein könnten. Insgesamt könnten demzufolge Kosten von 380 Mio. € eingespart werden (o.V. 2001). Eine kürzlich in Deutschland durchgeführte Studie, in der 780 Röntgen und Ultraschalluntersuchungen ausgewertet wurden, kommt zu dem ähnlichen Schluss, dass retrospektiv auf 32% der Untersuchungen hätte verzichtet werden können (Krug et al. 2003).

Als letzter Bereich der Kostenjustierung können Kliniken Maßnahmen zu einer Senkung der Beschaffungskosten anstreben und sollten dabei auch die Auslagerung von Leistungen in Erwägung ziehen. Bei den Maßnahmen zur Senkung der Beschaffungskosten ist bspw. die Mitgliedschaft bei Einkaufskooperativen zur Erzielung von Großabnehmer-Rabatten denkbar. Im Verbund lassen sich zunächst bei unverändertem Artikelspektrum die Bestellmengen aggregieren, zusätzlich verringert sich die Artikelvielfalt bei Ausschluss bestimmter Lieferanten oder bei Einigung auf standardisierte Medizingüter im Rahmen der Einführung von Behandlungspfaden. Die Kosteneinsparungen ergeben sich demnach aus einem verbesserten Einkaufsmanagement, der Standardisierung der genutzten Güter und der Optimierung der Materialflüsse im Krankenhaus.[116]

Auch die Ausgliederung und vertragliche Neuregelung von Nichtkernaufgaben wie der Ambulanz, der Radiologie und Nuklearmedizin, der Labormedizin, des Funktionsdienstes, des Wirtschafts- und Versorgungsdienstes, der Wäscherei oder des Pflegedienstes kann sinnvoll erscheinen, da spezialisierte Unternehmen oft in der Lage sind, Skalen- und Erfahrungskurveneffekte in Form von Preisnachlässen weiterzugeben. Zusätzlich müssten keine überflüssigen Kapazitäten vorgehalten werden, was den Fixkostenblock in den Kliniken mindert. Die Kliniken könnten hierdurch die Komplexität der Verwaltungsaufgaben reduzieren und die eigentliche Aufgabe, die Behandlung von Patienten, weiter in den Vordergrund stellen. Als Alternative zur Ausgliederung kann über den Abschluss von Rahmenverträgen mit in der Nähe angesiedelten Institutionen zur gemeinsamen Nutzung von Dienstleistungen wie z. B. der Radiologie, der Laboratoriumsmedizin oder Wäscherei nachgedacht werden, um Verbundeffekte zu nutzen. Alle hier aufgeführten Ansätze zur Kostensenkung erscheinen vor dem Hintergrund der limitierten Erlösoptimierung als vielversprechende Steuerungsoptionen geeignet. Vor allem die Einführung der Kostenträgerrechnung in Kombination mit geeigneten Behandlungspfaden scheint bei weitgehend festgelegten sektoralen Budgets ein adäquates Mittel zu sein, Informationen über Fall- beziehungsweise Prozesskosten zu liefern und das Leistungsgeschehen im Hinblick auf die Kostendeckungsbeiträge transparenter zu gestalten.
Als letzter Punkt der organisatorisch-operativen Stellhebel soll hier der o.g. Ausbau von Versorgungsformen diskutiert werden. Prinzipiell ermöglicht eine Integration von Krankenhäusern oder Trägern in Form von Kooperationen oder Zusammenlegungen, mit anderen Ein-

[116] Nach einer Studie des Deutschen Krankenhausinstituts (2003) könnten die Kliniken hier durch momentan ungenutzte Potenziale zwischen 3,6 und 4.5 Mrd. € oder 20-25% des Einkaufsvolumens einsparen.

richtungen oder Leistungsanbietern aus anderen Sektoren des Gesundheitswesens (Vertragsärzte, Rehabilitations- oder Pflegeeinrichtungen) engere, dauerhafte Formen der Zusammenarbeit zu vereinbaren. Das vorstellbare Spektrum reicht von isolierten oder umfassenden Kooperationen bis hin zu Beteiligungen und Übernahmen. Vor allem für Maximalversorger droht durch ihr breites Angebotsspektrum eine defizitäre Leistungserstellung in vielen Bereichen. Insofern erscheint die Option der Verlagerung von Leistungen in den ambulanten und teilstationären Bereich sinnvoll, da hier bestimmte Leistungsbestandteile kostengünstiger erbracht werden können, wodurch nicht mehr mit spezialisierten Anbietern konkurriert werden muss. Dies könnte zumindest die drohende Schließung einiger Abteilungen teilweise ausgleichen.

Auch dem drohenden Kapazitätsabbau kann durch die Einrichtung eigener Nachsorgeeinrichtungen entgegengewirkt werden. Krankenhäuser können daher versuchen, aus eigener Kraft Komplettanbieter zu werden, indem abgebaute Akutbetten zu Übergangs- und Kurzpflegebetten umgestaltet oder Pflegehotels mit Rehabilitationseinrichtungen eingerichtet werden, wodurch sich mit Hilfe von gemeinsam genutzten Infrastrukturelementen Synergieeffekte ergeben. Nach neuesten Urteilen der Rechtsprechung dürfen Kliniken sogar ohne Bedarfszulassung als Selbstbetreiber beide stationären Versorgungsformen aus einer Hand anbieten (Thier 2003). Alternativ kann ein Zukauf von Belegungskontingenten in Pflegeeinrichtungen getätigt werden, wenn eine regelmäßige Belegung absehbar ist. Neben dem Komplettanbieter- oder Leistungszukaufansatz bleibt noch der Kooperationsansatz und die Vernetzung von Pflegeeinrichtungen, um die Anschlussheilbehandlung abzustimmen.

All diese Ansätze können mit den vom Gesetzgeber geregelten innovativen Vergütungsformen kombiniert werden, denn medizinische Prozeduren, die eigentlich im DRG-System abgedeckt werden und für die keine Ausnahmeregelung gilt, können nach SGB V abweichend vom DRG-Preis finanziert werden. Die Voraussetzung hierfür sind z. B. eine aktive, vertragsgebundene Einschaltung der Krankenhäuser in die Disease-Management-Programme, Modellprojekte, Strukturprojekte oder Vereinbarungen für die o. g. integrierte Versorgung. Die Verträge zur integrierten Versorgung bieten die flexibelsten Möglichkeiten zur Zusammenarbeit unterschiedlicher Gesundheitsdienstleister und sollen die intersektorale Verzahnung verbessern, wobei die Vereinbarung besonderer Budgets in Form von Komplexpauschalen oder einer kopfbezogenen Vergütung vereinbart werden können (Stillfried 2000). [117]

6.5.1.3 Zwischenfazit

Nach der Vorstellung der einzelnen Steuerungsoptionen für die Krankenhäuser bleibt in erster Linie festzuhalten, dass die Krankenhausbetriebe vermehrt Erlöspotenziale außerhalb des gedeckelten sektoralen Budgets erschließen und sich den betriebswirtschaftlichen Ansätzen zur Kostenoptimierung widmen sollten, um in einem verschärften Leistungs- und Qualitätswettbewerb bestehen zu können. Dies muss in Kombination mit dem Fokus auf das DRG-Know-how und der Einführung neuer oder die Intensivierung bestehender Steuerungsmechanismen erfolgen. Auf der Basis der gewonnenen Informationen aus der Basisanalyse zum klinischen Profil jedes einzelnen Anbieters sind die strategischen Schlüsse zu ziehen, denn künftig gilt mehr als bisher, eine optimale Betriebsgröße zu finden und diese einzuhalten. Die Kernfrage wird hier lauten, ob ein Überleben ohne Kooperationen, Fusionen oder Privatisierung auf mittelfristige Sicht möglich ist.

Große Einrichtungen wie die Maximalversorger werden sich vermehrt der Vorwärtsintegration in den Nachsorgebereich und der Verlagerung in den ambulanten Bereich sowie der Kooperation mit Einweisern widmen müssen. Für kleine Häuser bis 200 Betten bietet sich eine Spezialisierung auf Teilgebiete innerhalb einer Abteilung an, durch die ein dauerhaftes Bestehen im Krankenhausumfeld gesichert werden kann. Eine weitere Option besteht hinsichtlich enger Kooperationen oder Fusionen, die eine kritische Masse zur Erreichung der Mindestmengen in vielen Bereichen gewährleisten würde. Für mittelgroße Häuser ab 200 bis 500 Betten muss vor dem Hintergrund einer Wettbewerbs- und Standortsanalyse als Rahmengröße für die mittel- bis langfristige Planung ein Mix aus den o. g. strategischen Optionen im DRG-Bereich und auch außerhalb gefunden werden. Es ist genau zu prüfen, ob das krankenhausindividuelle Leistungsangebot noch den Anforderungen von morgen gerecht wird bzw. in welchen Segmenten Ausweitungspotenzial besteht oder Umstrukturierungsmaßnahmen sinnvoll erscheinen.

---

[117] In welchem Umfang bestehende Möglichkeiten nicht genutzt werden, zeigen die neuesten Umfragen der Deutschen Krankenhausgesellschaft im Rahmen des Krankenhaus-Barometers auf. Während 72% der Kliniken bei einer Teilnahme an Disease-Management-Programmen (DMP) positive Auswirkungen auf die Belegung, 36% sogar positive Auswirkungen auf das Budget erwarten, sind bislang nur wenige vertraglich eingebunden. Lediglich 1,4% der Häuser waren beim DMP Diabetes mellitus Typ 2 und 9,7% beim DMP Brustkrebs beteiligt (Deutsche Krankenhausgesellschaft 2003b).

6.5.2 Handlungsoptionen für Krankenkassen

Die empirischen Ergebnisse der Abschnitte 5.1 bis 5.3 und andere hier aufgeführte Resultate haben aufgezeigt, dass das Optionsjahr ökonomisch relevante Effekte für die Krankenkassen bewirkt hat. Sowohl die Kostensteigerung der Optionskliniken sowie die zukünftige Kodierungsproblematik erscheinen als wichtigste Parameter der für die Versicherungsträger relevanten Veränderungen. Wie im vorigen Abschnitt erwähnt, bedingt die vorgesehene Budgetneutralität für die Krankenhäuser einen pekuniären Zeitgewinn, während die Krankenkassen den Effekt der DRG-Einführung unmittelbar spüren werden. Damit werden Verteilungseffekte innerhalb des Budgets zwischen den Kassen generiert, die im Rahmen des budgetierten Einführungsprozesses einer Art „Liquiditäts-Schaukel" unterworfen werden (Schellschmidt et al. 2003), was das mehrjährige sequentielle Austarieren der ökonomischen Wirkungen der DRG-Einführungsphase bezeichnet.

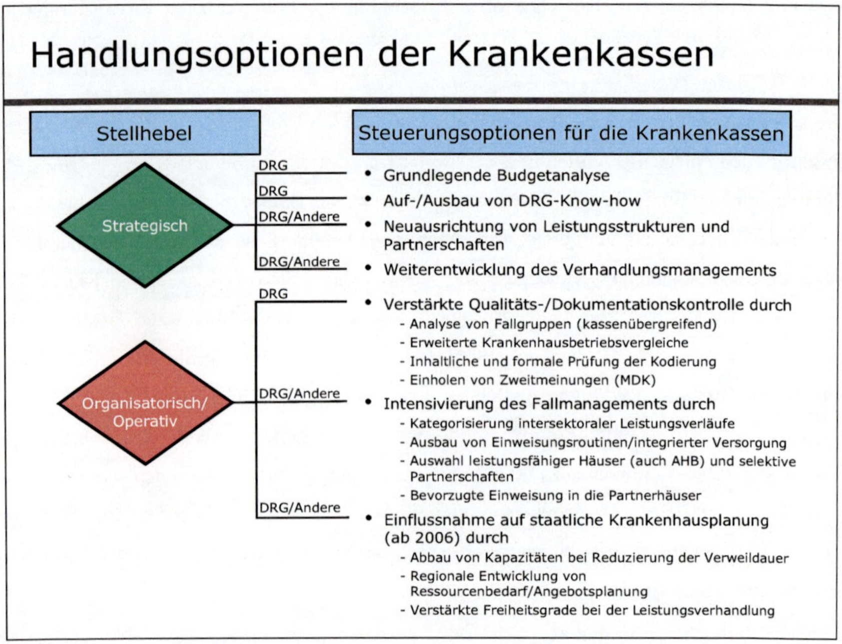

Abbildung 21: Handlungsoptionen der Krankenkassen

Die Verschiebungen der Budgetanteile beim Übergang in die DRG-Vergütung führen somit bereits 2003 zu Gewinnern und Verlierern unter den Kassen. Die DRG-Einführung ist damit ein zweiphasiger Prozess. In der budgetneutralen Übergangsphase kommt es zu Mehr- oder Minderausgaben der Kassen, während in der anschließenden Konvergenzphase für die Krankenkassen erhebliche Einsparmöglichkeiten bestehen. Sollte es 2003 zu Mehrausgaben kommen, ist spätestens 2005 mit einem „Rückschlagseffekt", d. h. einer Ausgabensenkung aufgrund von Rückzahlungsverpflichtungen der Häuser zu rechnen (Günster et al. 2003). Vor dem Hintergrund dieser Strukturverschiebungen sollen die Veränderungsoptionen der Krankenkassen im vorliegenden Abschnitt thematisch behandelt werden. Diese sind in Abbildung 21 übersichtsartig zusammengefasst. Wie im vorherigen Abschnitt sind die Handlungsimperative in strategische und organisatorisch-operative Stellhebel unterteilt, die jeweils einen direkten Bezug zum DRG-System haben oder angrenzende bzw. andere Bereiche betreffen.

6.5.2.1 Strategische Optionen

Als erste grundlegende strategische Weichenstellung müssen die Krankenkassen die kurz- und mittelfristige Budgetveränderung durch die DRG-Vergütung analysieren, woraus sich die Notwendigkeit des Anpassungsumfangs ergibt. Hierdurch muss festgestellt werden, inwiefern das neue Abrechnungssystem die Kosten für die jeweilige Diagnose beeinflusst, denn Kassen mit einer relativ geringen Anzahl von chronischen und/oder schwerkranken Patienten werden möglicherweise Kostensteigerungen durch das neue System verzeichnen und vice versa. Um die damit verbundenen Konsequenzen meistern zu können, bedarf es eines massiven Aus- bzw. Aufbaus von DRG-Know-how, denn viele der alten Steuerungsoptionen sind nun obsolet und eine Vielzahl von Standardvorgängen und Kennzahlen bei der Prüfung von Krankenhausrechnungen und im Controlling müssen daher neu angepasst und definiert werden. Empirisch wurde gezeigt, dass der Prozess der Verweildauersenkung weiter voranschreitet, was aber für alle verweildauerreduzierenden Aktivitäten der Kassen ohne nennenswerte budgetäre Auswirkung bleibt. Wichtiger ist nun, sich auf Grenzverweildauerfälle und die primäre Fehlbelegung (unnötige Krankenhausaufnahmen) zu fokussieren (Böcker et al. 2000), wozu eine Verzahnung aller Organisationseinheiten (Zentrales Krankenhausmanagement, EDV, Controlling, Organisations- und Rechtsabteilung) vonnöten ist.

Des Weiteren untermauern die empirisch gefundenen Ergebnisse in bezug auf Kosten und Verweildauerparameter, dass die Notwendigkeit zur Optimierung bestehender Leistungsstrukturen besteht. Hier müssen die Kassen Bemühungen vorantreiben, die aufgrund der verbesserten Datenlage gewonnenen Informationen zur Reduktion der Ausgaben pro Leistung, Reduktion der Zahl der Leistungen und der optimalen Allokation der erbrachten Leistungen zu nutzen. Auch die Weiterentwicklung neuer Leistungsstrukturen und Partnerschaften in angrenzenden Bereichen des „lernenden DRG-Systems" wie Modellvorhaben (§ 63ff SGB V), Strukturverträgen mit Ärztenetzen (§ 73a SGB V) oder integrierter Versorgung (§ 140a-h SGB V) stellen Möglichkeiten dar, die jetzt vermehrt in den Vordergrund rücken und die Notwendigkeit zur Neuausrichtung verdeutlichen.[118]

Alle o. g. Steuerungsoptionen verändern die Anforderungen an das kassenseitige Verhandlungsmanagement, dessen notwendige Analyseinstrumente durch veränderte Verhandlungsstrategien und -zielgrößen gegenüber den Partnern grundlegend angepasst werden müssen. Bei vermehrter Interaktion mit neuen Verhandlungspartnern (z. B. individuellen Leistungserbringern, Netzwerken) und der steigenden Zahl individuell auszuhandelnder und zu betreuender Verträge ist die Notwendigkeit der Vorselektion bevorzugter Verhandlungspartner geboten. In diesem Zusammenhang wird der Anstieg von Vertragskomplexität und -umfang zur Regelung von Organisationsformen, Vergütungsmodellen und Finanzierungsfragen durch eine ständige Überprüfung der Einhaltung der Vertragsbedingungen und der Reaktion auf Abweichungen begleitet werden müssen. Alle diese Erfordernisse stellen neue Herausforderungen dar, die es im neuen ordnungspolitischen Rahmen zu bewerten gilt.

6.5.2.2 Organisatorisch-operative Handlungsoptionen

In organisatorisch-operativer Hinsicht ist der wichtigste Bestandteil eines DRG-Controlling für die Krankenkassen eine verstärkte Qualitäts- und Dokumentationskontrolle, die beide eng miteinander verwoben sind. Denn nur auf der Basis der Dokumentation lässt sich die medizinische Qualität erfassen. Hierbei ist damit zu rechnen, dass fallgruppenspezifische Auswertungen und erweiterte Krankenhausbetriebsvergleiche in bestimmten Bereichen durch Indikatoren wie Sterblichkeitsstatistiken, Wiedereinweisungsquoten oder Folgeleistungen erste Anhaltspunkte für die Qualität liefern. Jedoch muss diesem Prozess das Aufstellen von Prüf-

---

[118] Ab 2004 stehen 1% aller Gesamtvergütungen - rund 660 Mio. € - zur Verfügung, damit Vertreter der Vertragsärzteschaft, der Kassen und Kliniken gemeinsame Projekte der integrierten Versorgung organisieren.

regeln bei der Kodierung und somit der Rechnungslegung vorgeschaltet sein, um ein eventuell auftretendes Upcoding zu identifizieren.

Eine Option bietet sich hier durch die Zweiteilung von Prüfregeln in formale und inhaltliche Aspekte. Bei der formalen Prüfung werden sowohl die demographische und grundlegende medizinische Plausibilität ausgewertet als auch die Prüfung der abgerechneten Entgeltarten und der Entgelthöhe vorgenommen. Die inhaltliche Prüfung erstreckt sich auf die Einhaltung der Abrechnungsbestimmungen und die Prüfung medizinischer Zusammenhänge innerhalb eines Falles bzw. in Korrelation zu bereits erfolgten Behandlungen eines Patienten (Irek 2003). Mit diesem Gerüst können die Krankenkassen Regeln aufstellen und Auffälligkeiten identifizieren, die dann seitens des anbieterneutralen und kassenübergreifend arbeitenden Medizinischen Dienstes der Krankenversicherungen (MDK) im Rahmen einer Zweitmeinung überprüft werden können. Außerdem können auf Grundlage der Prüfregeln Kliniken herausgefiltert werden, die auffällig oft untere Grenzverweildauern einhalten oder obere Grenzliegezeiten überschreiten. Mit einem solchen Instrumentarium der Plausibilitätsprüfung wird außerdem eine solide Datenbasis zur möglichen kassenübergreifenden Auswertung von Patienten- und Krankenhausdaten gewährleistet.

Eine genauere Dokumentation und zusätzliche Auswertungsmöglichkeiten bieten aber nicht nur Vorteile bezüglich der Prüfung und der Einhaltung von Qualitätsstandards, sondern können zudem von den Verantwortlichen zu Zwecken eines leistungsfähigeren Fallmanagements eingesetzt werden. Das Fallmanagement beschäftigt sich mit der gezielten Steuerung leistungsintensiver Versicherter zwecks Kostenreduktion bei gleichzeitiger Qualitätssicherung und kann an verschiedenen Stellen der Versorgungskette ansetzen und verschiedene Aufgaben umfassen.[119] Mit dem Fallmanagement sollen positive Patienten-Outcomes wie Zufriedenheit und ein verbesserter Gesundheitszustand erreicht werden, wobei der Zusammenhang zwischen diesen beiden Variablen im Rahmen des Fallmanagements in der Literatur in weiten Teilen bestätigt wird (Beck et al. 2003). Mit diesem Instrumentarium besteht prinzipiell die Möglichkeit, das gesamte Behandlungsgeschehen zu kategorisieren und hinsichtlich des

[119] Beck et al. (2003) definieren das Fallmanagement folgendermaßen: "Fallmanagement ist ein Prozess der Zusammenarbeit, in dem eingeschätzt, geplant, umgesetzt, koordiniert und überwacht wird und Optionen und Dienstleistungen evaluiert werden, um dem gesundheitlichen Bedarf eines Individuums mittels Kommunikation und mit den verfügbaren Ressourcen auf qualitätsvolle und kostenwirksame Ergebnisse hin nachzukommen."

Gesamtverhältnisses von Preis und Leistung zu analysieren. Die Einführung eines Fallmanagements bei der integrierten Versorgung und bei Modellvorhaben bietet den Kassen bzw. deren Verbänden neue Möglichkeiten, über dezentrale Vereinbarungen Prozessinnovationen zur Verbesserung der Versorgungsqualität einzuführen und ihre Wirksamkeit auf die Patientenzufriedenheit zu erproben (Hoffmann 2002). Die Nutzung der Prozessdaten aus dem Fallmanagement kann für die Rechnungsprüfung Synergieeffekte zur Folge haben, indem durch eine EDV-Integration für einen Krankenhausfall auf der Grundlage der jeweils aktuellen Informationen eine prospektive DRG generiert wird, die bei einer späteren eventuellen Abweichung von dieser „Erwartungs-DRG“ im Rahmen einer inhaltlichen Rechnungsprüfung aufgegriffen werden kann (Irek 2003).

Darüber hinaus werden die Kassen, wie bereits angedeutet, von dem bisher hauptsächlich angewandten Steuerungsansatz der Verweildauersteuerung auf Steuerung durch Fallvermeidung und -umlenkung im stationären Sektor umstellen müssen. Hier kann das Fallmanagement eingreifen und durch den Ausbau von Standards bei Einweisungsroutinen Abhilfe schaffen. Durch die Kombination der Dokumentations- und Qualitätskontrolle mit den Einweisungsroutinen des Fallmanagements ist es des Weiteren möglich, eine Auswahl leistungsfähigerer Kliniken zu treffen. Diese Kliniken, identifiziert auf der Grundlage von Wiedereinweisungsquoten, Basisfallwerten und Spezialisierungsgrad, könnten dann bevorzugt zur Einweisung empfohlen werden, was einen beiderseitigen Nutzen generiert.

Bei vielen der hier angesprochenen Aspekte wird es auf die noch offene Ausgestaltung des Entgeltsystems nach 2006 ankommen, wodurch die Krankenkassen ihre Einflussnahme auf die Ausgestaltung des Systems geltend machen müssen. Ein Teil der staatlichen Krankenhausplanung ist bislang die Patientenzuordnung auf die Krankenhäuser. Nach § 39 SGB V haben Patienten derzeit theoretisch keine freie Krankenhauswahl, sie müssen zur Einweisung die Vertragsärzte aufsuchen, die wiederum die Pflicht haben, den Patienten in das bedarfsgemäße und damit das von der Krankenhausplanung vorgesehene Krankenhaus einzuweisen. Schließlich können auch die Krankenkassen prüfen, ob die stationäre Behandlung eines Patienten bedarfsnotwendig, zweckmäßig und wirtschaftlich war. Faktisch wandelt sich diese von der Gesetzgebung vorgesehene imperative Krankenhausplanung bereits schrittweise in eine indikative Planung um (Neubauer 2003), denn die vielen im SGB V aufgeführten Ausnahmeregeln haben dieses Prinzip bereits jetzt aufgeweicht. Insofern können Krankenkassen bereits jetzt durch eine Steuerung der Fallzahlplanung und Budgetierung sowie der Analyse von Unter-, Über- und Fehlversorgung die Landesbettenpläne und Investitionsbudgets beeinflussen. Durch das Zusammenwirken von regionaler Ressourcenentwicklung und Angebotsplanung sowie dem Aufzeigen von Leistungsunterschieden zwischen den Häusern kann eine Entscheidungshilfe beim Abbau der vorhandenen Überhangkapazitäten gegeben werden.

6.5.2.3 Zwischenfazit

Die Krankenkassen stehen, zumindest was den Bereich des stationären Krankenhaussektors (un-)mittelbar betrifft, vor tiefgreifenden strukturellen Veränderungen, denen mit dem o. a. Instrumentarium begegnet werden kann. Die Nutzung der erweiterten Datentransparenz und die daraus abzuleitenden Implikationen und Maßnahmen sind als Imperative hinsichtlich der Neuausrichtung der Leistungsstrukturen und Partnerschaften sowie des Fallmanagements und der Qualitäts- und Dokumentationskontrolle unabdingbar. In einem System, dessen endgültige Gestaltung noch nicht abschließend geklärt ist, können diejenigen Kassen am meisten profitieren, die sich durch die Einrichtung geeigneter Strukturen und Prozesse als Erfolgsmodell profilieren und Nachahmer attrahieren. Durch diese Nachahmerdynamik können Standards gesetzt werden, die durch ihre potenzielle Vorteilhaftigkeit die letztendliche Ausgestaltung der Systemkonturen maßgeblich und somit zum eigenen Vorteil beeinflusst.

6.6 Thesen / Zusammenfassung der Diskussionsergebnisse

- In dieser Teilstichprobe konnte gezeigt werden, dass mit der DRG-Einführung ein durch die Kurzliegerkomponente bedingter Kostensprung stattfindet. Des weiteren können den Optionshäusern keine Kompensationsstrategien, also gestiegene Fallzahlen als Folge des Verweildauerrückgangs, keine erhöhten Rehospitalisierungsquoten und keine Manipulationen bei der Kodierung nachgewiesen werden.
- Vor diesem Hintergrund konnten die theoretisch abgeleiteten Anreizwirkungen einer DRG-Vergütung in der vorliegenden Teilstichprobe oftmals nicht bestätigt werden und stehen teilweise auch im Widerspruch zu Erfahrungen aus anderen DRG-Ländern.
- Trotzdem konstatieren Theorie, die Ergebnisse dieser Arbeit und empirische Trends unisono, dass die Einführung einer Vergütung auf DRG-Basis einen Strukturwandel im stationären Krankenhaussektor durch veränderte Anreizbedingungen nach sich zieht.
- Erfahrungen und theoretische Anreizwirkungen deuten darauf hin, dass das neue preisliche Steuerungssystem auf Basis eines Kriteriensystems wegen seiner Anreizmechanismen, den geänderten Rahmenbedingungen und trotz der höheren Systemkomplexität geeigneter als das alte Pflegesatz-System erscheint, eine optimale Kombination aus Versorgungsqualität und Wirtschaftlichkeit im Sinne von Effektivitäts- und Effizienzmanagement zu gewährleisten.
- Durch das neue System gewinnen wirtschaftliche Aspekte an Bedeutung, was den Wettbewerb unter den Kliniken und Kassen vor dem Hintergrund der bestehenden Überkapazitäten verschärft. Die Akteure im Krankenhaus und in den Krankenkassen müssen diesen Auswirkungen mit verändertem Verhalten begegnen.
- Krankenhausbetriebe müssen nach einer strategischen Grundlagenentscheidung zur zukünftigen Rechtsform im Rahmen einer Portfolioausdehnung vermehrt Erlöspotenziale außerhalb des gedeckelten sektoralen Budgets erschließen und sich den Ansätzen zur Kostenoptimierung widmen, um in einem verschärften Leistungs- und Qualitätswettbewerb bestehen zu können. Dies muss in Kombination mit dem Fokus auf DRG-Know-how, Patientenorientierung und der Einführung neuer oder Intensivierung bestehender Steuerungsmechanismen zeitnah erfolgen.
- Krankenkassen müssen durch die hinzugewonnene Datentransparenz versuchen, neue Standards hinsichtlich der Neuausrichtung von Leistungsstrukturen und innovativen Partnerschaften, des Verhandlungs- und Fallmanagements sowie der Qualitäts- und Dokumentationskontrolle zu setzen, um den noch zu gestaltenden finalen Entwurf des Systems zu ihren Gunsten zu beeinflussen.

6.7 Fazit und Ausblick

Die Einführung von DRG-Fallpauschalen im mit Abstand größten Ausgabenbereich der GKV, dem Krankenhaussektor, wird einen spürbaren Strukturwandel für das deutsche Gesundheitswesen mit sich bringen und einen durch die Ressourcenknappheit bedingten unumkehrbaren Trend fortführen.

In der Einleitung der vorliegenden Arbeit wurde angeführt, dass es zu prüfen gilt, ob die Auswirkungen zu einer „kopernikanischen Wende" (Clade 2000a) in der Leistungsabrechnung und in der preislichen Dynamik des Entgeltsystems führen, oder ob „die Ablösung der Philosophie der Daseinsfürsorge" durch die Ideologie des „freien Marktes" (Bruckenberger 2002) bevorsteht. Die Antwort hierauf ist, dass weder die eine noch die andere Extremposition im Kontinuum der möglichen Ausgestaltung eines solchen Systems zu erwarten ist. Nichtsdestotrotz verschiebt die Reform die Position des Systems von einer zentralistisch geprägten Steuerung des übergeordneten Gesetzgebers in Richtung des Extrempunktes freier Wettbewerb des Marktes.

Jedoch bietet die lange Konvergenzphase bis 2007 sowie der Verzicht des Gesetzgebers auf potenziell konfliktträchtige ordnungspolitische Festlegungen allen Beteiligten die Möglichkeit, neue Wege in der Krankenhausversorgung zu beschreiten und in der Praxis auf ihre Tauglichkeit hin zu prüfen. Sowohl die Krankenhäuser als auch die Krankenkassen und der Gesetzgeber sind weiterhin in der Pflicht, den „routinierten Einstieg in das DRG-Zeitalter" durch einen möglichst reibungslosen weiteren Verlauf fortzusetzen (Günster et al. 2003). Aus jetziger Sicht bleibt abzuwarten, wie schnell die Kliniken und Krankenkassen sich strategisch und organisatorisch-operativ mit den Herausforderungen auseinandersetzen, denn das Optionsspektrum zur Neuausrichtung ist vorhanden.

Vor allem der Gesetzgeber ist gefordert, die Ausgestaltung des zukünftigen Systems nicht von den teilweise marktschreierischen Forderungen der Interessengruppen abhängig zu machen. Kurzfristig ist der notwendige Anpassungsbedarf in den Bereichen der Kurzliegerproblematik und des potenziellen Fallsplittings bereits erkannt und muss spätestens bis zum Jahr 2005 durch eine überschaubare Anpassung der Entgeltsystematik ausgeräumt werden. Mittelfristig sollte die Aufgabe der Legislative darin bestehen, sowohl Versorgungsdefizite festzustellen und durch Förderung zu beseitigen als auch Qualitätsstandards zu definieren. Jedoch muss dies mit der Installierung eines zunehmend wettbewerbsorientierten preislichen Steuerungssystems einhergehen, das den Akteuren Vertragsfreiheit bei den Verhandlungen garantiert (Neubauer 2003). Die zwischen den Akteuren geschlossenen Vereinbarungen werden zwar weiterhin prägendes Merkmal der GKV bleiben, aber das neue Paradigma muss Vertragsfreiheit heißen (Hoffmann 2002). Mit dieser Kombination aus legislativer Steuerung und wettbewerblichen Elementen können knappe Ressourcen zu genau den Krankenhäusern gelenkt werden, die eine optimale Kombination aus Versorgungsqualität und Wirtschaftlichkeit sicherstellen.

Die Trends aus anderen Ländern und die eigenen Ergebnisse stellen die Überlegenheit eines Festpreissystems im Vergleich zur alten Vergütungsform unter Beweis, so dass die Möglichkeiten zur Verbesserung der Leistungsabbildung mit dem Ziel einer sachgerechten Leistungsvergütung, die in einem solchen „lernenden System" liegen, genutzt werden müssen. Mit der richtigen Weichenstellung kann die Gesundheitspolitik durch diese Reform dazu beitragen, dass der Wettbewerb zwischen Ärzten und zwischen Krankenhäusern zukünftig mehr als bisher in Form eines Qualitätswettbewerbs und weniger als Verteilungsstreit auf (verbands)-politischem Parkett ausgefochten wird. Seitens aller Beteiligten wird dies dann weniger als Gefahr, sondern vielmehr als Chance verstanden werden (Mörsch 2002).

7 ZUSAMMENFASSUNG

Ausgangspunkt der vorliegenden Arbeit war im Allgemeinen die Fragestellung, welche Effekte die DRG-Reform im deutschen Gesundheitswesen hervorruft und im Speziellen, wie sich die veränderten Anreizbedingungen auf das Verhalten der Akteure und somit die Strukturparameter im stationären Krankenhaussektor auswirken. Zur Beantwortung der Fragestellung wurde ein von der IKK Baden-Württemberg zur Verfügung gestellter Datensatz mit 177.000 Patientendaten einer empirischen Überprüfung unterzogen. Für den Zeitraum vom 01.01.2002 bis 30.06.2003 wurden Abrechungsdaten nach alter und neuer Vergütung verglichen, um Veränderungen in den Strukturparametern Kosten, Verweildauern, Fallzahlen und Rehospitalisierungsquoten zu identifizieren.

In dieser Teilstichprobe lag entgegen der theoretischen Aussage keine Tendenz zur Kostendämpfung vor, was aber nicht konzeptuell, sondern durch unsorgfältige Berechnungen der Kurzliegerpreise und somit durch deutsche systemimmanente Spezifika bedingt ist. Die durchschnittliche Kostensteigerung der Optionskliniken pro Fall von 2.336 € auf 2.517 € konnte fast ausschließlich auf die Kostensteigerung im Kurzliegerbereich von 146% zurückgeführt werden. Daraus resultierte unter anderem auch der Effekt, dass die Optionshäuser im Vergleich zu den Nichtoptierern im 1. Halbjahr 2003 durchschnittlich um ca. 321 € höhere Kosten aufwiesen, während die Nichtoptierer im Vorjahr noch um rund 217 € höhere Durchschnittskosten verzeichneten.

Des weiteren konnte keine theoretisch vermuteten Kompensationsstrategie - Erhöhung der Fallzahlen nach Verweildauerrückgang - seitens der Kliniken festgestellt werden. Die durchschnittliche Verweildauer der Optionskliniken stieg 2003 im Vergleich zu der der Nichtoptierer sogar relativ um 0,35 Tage, während bei den Fallzahlen keinerlei Verschiebung ermittelt wurde. Außerdem konnte kein Hinweis auf eine potenzielle Patientenselektion, eine Leistungsverlagerung in andere Versorgungsbereiche sowie auf einen „Drehtüreffekt" abgeleitet werden, da die Rehospitalisierungsquoten der Optionshäuser innerhalb von 60 Tagen nach der Entlassung mit durchschnittlich 13,6% im Zeitverlauf konstant blieben. Schlussendlich konnten entgegen der theoretischen Befürchtung keine maßgeblichen Manipulationen bei der Kodierung beobachtet werden.

Da die Resultate aufgrund des hier untersuchten Zeitraums und des Stichprobenumfangs keine alleinstehende und finale Aussage sowie Bewertung für das gesamte deutsche DRG-System zulassen, sondern nur eine Tendenz aufweisen, wurden diese mit empirischen Trends aus anderen Ländern abgeglichen. Gestützt auf den Literaturdaten konnte durch die klaren Trends ein nachvollziehbares Auswirkungsmuster identifiziert werden, mit dem die eigenen Ergebnisse verdichtet wurden. Die empirischen Erfahrungen aus anderen Ländern nach der DRG-Einführung bestätigen, dass sich bei sorgfältiger Implementierung der DRG-Systematik ein klarer Trend zur Kostendämpfung, zur Verweildauersenkung (ohne parallele Fallzahlensteigerung), zur Intensivierung von Einzelleistungen und zur Aufrechterhaltung der Behandlungsqualität abzeichnet. Unklar ist zu diesem Zeitpunkt, inwiefern die deutschen Spezifika eine Kodierungsmanipulation und eine vermehrte Leistungsverlagerung nach sich ziehen. Unstrittig ist indes, dass die Reform eine Veränderungsdynamik und somit einen Strukturbruch bezüglich der Strukturparameter in der stationären Leistungsabrechnung bedingt.

Anhand der gemessenen Effekte wurde dann die Bewertung der Konsequenzen der Reform vorgenommen. Hierin wurde verdeutlicht, dass nur ein DRG-System und nicht das alte Pflegesatz-System als Referenzpunkt geeignet erscheint, die vom Gesetzgeber definierten Rahmenbedingungen und die damit einhergehenden systeminhärenten Anreize zu einer optimalen Kombination aus Versorgungsqualität und Wirtschaftlichkeit zu nutzen. Sowohl in der Definition der Zielerreichung und der Operationalisierung des Behandlungs- und des Leistungserstellungsprozesses erscheint das neue dem alten System überlegen.

Diese Überlegungen mündeten schließlich in der Formulierung der Handlungsoptionen für Krankenhäuser und Krankenkassen, für die strategische und organisatorisch-operative Stellhebel für den DRG-Bereich und angrenzende Sektoren formuliert wurden. Die Krankenhäuser müssen sich in erster Linie vermehrt der strategischen Grundlagenentscheidung zur zukünftigen Rechtsform und der Erschließung von Erlöspotenzialen außerhalb des gedeckelten sektoralen Budgets widmen, während die Krankenkassen die Datentransparenz zur vermehrten Anwendung innovativer Versorgungsstrukturen nutzen sollten, um so den noch zu gestaltenden finalen Entwurf des DRG-Systems zu ihren Gunsten zu beeinflussen.

Als abschließende Wertung bleibt aus den o. a. Ausführungen festzuhalten, dass der mit der DRG-Einführung einhergehende Strukturwandel alle Möglichkeiten bietet, bei Anstrengung aller Beteiligten zur Erfolgsgeschichte zu werden. Die Einschätzung des deutschen Gesundheitssystems durch diverse Organisationen wie der WHO, der OECD und dem Sachverständigenrat, die neben den Defiziten in der medizinischen Versorgung falsche Anreizstrukturen, unzureichende Qualitätssicherung und Organisationsmängel bemängeln (SVR 2000), kann durch diese Reform zumindest im stationären Sektor weitestgehend revidiert werden.

8 LITERATURVERZEICHNIS

Adam, D. (1996), Krankenhausmanagement. Schriften zur Unternehmensführung, Band 59. Wiesbaden: Gabler

Ahrens, U.; Böcking, W.; Kirch, W. (2004), Der optionale Start der G-DGRs im Jahr 2003: Warum entschieden sich Krankenhäuser für die Einführung zum frühen Zeitpunkt? Journal of Public Health, 12, 61-71

Aletras, V.; Eastwood, A.; Sheldon, T.; Sowden, A. (1996), Hospital volume and health care outcomes, costs and patient access. Effective Health Care 2, 1-16

Aparo, U.L.; Lorenzoni, L.; Da Cas, R.; Nicolai, P.; Cristofani, G.; Puddu, P. (1999), An analysis of hospital productivity. CASEMIX Quarterly 1/3, 1-4

Arnold, M.; Strehl, R. (2002), Wie kommen Innovationen ins DRG-System? In: Arnold, M.; Klauber, J.; Schellschmidt, H.: Krankenhaus-Report 2002. Stuttgart: Schattauer, Kapitel 12

Backhaus, K.; Erichson, B.; Plinke, W.; Weiber, R. (2000), Multivariate Analysemethoden, 9. Auflage. Berlin: Springer

Beck, S.; Geissberger-Brunner, S.; Vontobel, J. (2003), Grundlagen zur Evaluation des Fallmanagements einer Krankenversicherung. Managed Care 3, 31-33

Beske, F.; Brecht, J.; Reinkemeier, A.M. (1995), Das Gesundheitswesen in Deutschland, Struktur - Leistungen - Weiterentwicklung, 2. Auflage. Köln: Deutscher Ärzte-Verlag

Blum, K.; Müller, U. (2003), Dokumentationsaufwand im Ärztlichen Dienst der Krankenhäuser. das Krankenhaus 7, 544-548

Böcker, K; Henke, N.; Krishnan, H.S.; Mansky, T.; Paffrath, D.; Steiners, D. (2000), Diagnosis Related Groups - Grundstein für ein neues Abrechnungssystem der Krankenhäuser und Krankenkassen. In: Salfeld, R.; Wettke, J.: Die Zukunft des deutschen Gesundheitswesens. Berlin: Springer, 49-76

Böcking, W.; Göpfert, P.; Merker, N.; Kirch, W. (2002), Die Bedeutung des Beitragssatzes bei der Kassenwahl gesetzlich Krankenversicherter in der Bundesrepublik Deutschland. Zeitschrift für Gesundheitswissenschaften 3, 242-251

Bosch, F.; Wehrmann, U.; Saeger, H.-D.; Kirch, W. (2002), Laparoscopic or Open Conventional Cholecystectomy: Clinical and Economic Considerations. European Journal of Surgery 168, 270-277

Braun, B.; Müller, R. (2003), Auswirkungen von Vergütungsformen auf die Qualität der stationären Versorgung. Sankt Augustin: Asgard

Braun, T. (2002), DRG-Optionsmodell 2003: Ersatzvornahme des BMG auf gutem Weg. das Krankenhaus 9, 693-695

Breyer, F.; Zweifel, P. (1997), Gesundheitsökonomie, 2. Auflage. Berlin: Springer

Brosius, F. (2002), SPSS 11, 1. Bonn: mitp

Bruckenberger, E. (2000), Gesundheitsreform 2000 - Neuregelung der stationären Versorgung. Im Internet unter der URL: http://www.bruckenberger.de/pdf/gr2000.pdf

Bruckenberger, E. (2001a), Das Krankenhaus im DRG-Zeitalter. Im Internet unter der URL: http://www.bruckenberger.de/pdf/drg_zeitalter.pdf

Bruckenberger, E. (2001b), Hat die Krankenhausplanung eine Zukunft? Im Internet unter der URL: http://www.bruckenberger.de/doc/planung/zukunft_kh01/zukunft_kh01.pdf

Bruckenberger, E. (2001c), Die stationäre Krankenversorgung nach der Gesundheitsreform 2000. Im Internet unter der URL: http://www.bruckenberger.de/pdf/gkv2000.pdf

Bruckenberger, E. (2002), Die Folgen des Fallpauschalengesetzes für die Krankenhausplanung. Im Internet unter der URL: http://www.bruckenberger.de/doc/planung/fpg_aufsatz/fpg_fin.pdf

Bruckenberger, E. (2003), Analyse der Vorgaben von Mindestmengen planbarer Leistungen nach dem Fallpauschalengesetz. Krankenhaus-Umschau 4, 306-310

Cassel, D. (2002), Wettbewerb in der Gesundheitsversorgung: Funktionsbedingungen, Wirkungsweise und Gestaltungsbedarf. In: Arnold, M.; Klauber, J.; Schellschmidt, H.:Krankenhaus-Report 2002. Stuttgart: Schattauer, Kapitel 1

Chow, G.C. (1960), Tests of equality between sets of coefficients in two linear regressions. Econometrica 28, 591-605

Clade, H. (2000a), Fallpauschalsystem, Kopernikanische Wende? Deutsches Ärzteblatt 97, 1639-1641

Clade, H. (2000b), Zukunft des Gesundheitswesens, Jedes vierte Krankenhaus überflüssig? Deutsches Ärzteblatt 97, 1462-1464

Clade, H. (2003), Strategien müssen sich ändern. Deutsches Ärzteblatt 31–32, 2054-2055

Codman, E.A. (1914), The Product of a Hospital. Surgery, Gynaecology and Obstetrics 18, 491-496

Coffey, R.M. (1999), Casemix Information in the United States: Fifteen Years of Management and Clinical Experience. CASEMIX Quarterly 1/1, 7-16

Coffey, R.M.; Lewis, D.Z. (2000), Fünfzehn Jahre DRG-basierte Krankenhausvergütung in den USA. In: Arnold, M.; Klauber, J.; Schellschmidt, H.: Krankenhaus-Report 2000. Stuttgart: Schattauer, Kapitel 3

Commonwealth Department of Health and Aged Care (1998a), Australian Refined Diagnosis Related Groups, Version 4.1. Volume 1-3. Im Internet unter der URL: http://www.health.gov.au/casemix/ardrg1.htm

Commonwealth Department of Health and Aged Care (1998b), Development of the Australian Refined Diagnosis Related Groups (AR-DRG) classification, Version 4: Volume 1 - Summary of changes for the AR-DRG classification version 4.0. Im Internet unter der URL: http://www.health.gov.au/casemix/ardrg1.htm

Commonwealth Department of Health and Aged Care (2002), Introduction to AR-DRG version 5.0 development. Im Internet unter der URL: http://www.health.gov.au/casemix/grouper/ardrgv5.htm

Corsten, H. (1995), Lexikon der Betriebswirtschaftslehre, 3. Auflage. München: Oldenbourg

Deutsche Gesellschaft für Medizincontrolling (2003), Nationales DRG-Forum. Im Internet unter der URL: http://www.mydrg.de/dload/nationales_%20DRG-Forum20030522.pdf

Deutsche Krankenhausgesellschaft (2001), Zahlen, Daten, Fakten. Düsseldorf: Deutsche Krankenhaus Verlagsgesellschaft (verschiedene Jahrgänge)

Deutsche Krankenhausgesellschaft (2003a), DRG-Anwendung: Krankenhäuser wehren sich gegen Vorwurf der Kassen. das Krankenhaus, 6, 447-448

Deutsche Krankenhausgesellschaft (2003b), Ergebnisse der Umfrage des Krankenhaus-Barometers 2003. Im Internet unter der URL: http://www.dkgev.de/1_pol/pol-2003_R45_Krankenhausbarometer2003.htm

Deutsches Krankenhausinstitut (2003), Best Practice in der Beschaffung im Krankenhaus. Im Internet unter der URL: http://www.dki.de/PDF/Beschaffung_im_Krankenhaus.pdf

Draper, D.; Kahn, K.L.; Reinisch, E.J.; Sherwood, M.J.; Carney, M.F.; Kosecoff, J.; Keeler, E.B. (1990), Studying the Effects of the DRG-Based Prospective Payment System on Quality of Care, Design, Sampling, and Fieldwork. Journal of the American Medical Association 264 , 1956-1961

Duckett S.J. (2000), Das australische AR-DRG-Klassifikationssystem für den Krankenhausbereich. In: Arnold, M.; Klauber, J.; Schellschmidt, H.: Krankenhaus-Report 2000. Stuttgart: Schattauer, Kapitel 5

Düsch, E.; Platzköster, C.; Steinbach, T. (2002), Kostenträgerrechnung als Steuerungsinstrument im Krankenhaus. Betriebswirtschaftliche Forschung und Praxis 2, 144-155

Eichhorn, P.; Greiling, D. (2002), Das Krankenhaus als Unternehmen. In: Arnold, M.; Klauber, J.; Schellschmidt, H.: Krankenhaus-Report 2002. Stuttgart: Schattauer, 31-42

Eichhorn, S. (1979), Betriebswirtschaftliche Ansätze zu einer Theorie des Krankenhauses. Zeitschrift für Betriebswirtschaft 3, 173-191

Eldenburg, L.; Kallapur, S. (1997), Changes in Hospital Service Mix and Cost Allocations in Response to Changes in Medicare Reimbursement Schemes. Journal of Accounting & Economics 23, 31-51

Eldenburg, L.; Kallapur, S. (2000), Research Note: The effect of changes in cost allocations on the assessment of cost containment regulation in hospitals. Journal of Accounting and Public Policy 19, 97-112

Enders, W. (1994), Applied Econometric Time Series. New York: John Wiley & Sons

Feder, J.; Hadley, J.; Zuckerman, S. (1987), How Did Medicare's Prospective Payment System Affect Hospitals? New England Journal of Medicine 317, 867-873

Felder, S.; Schmitt, H. (2000a), Regulierung im Krankenhausbereich mit Hilfe der Effizienzfrontanalyse, Working Paper Series 26/2000. Magdeburg: Fakultät für Wirtschaftswissenschaft, Otto-von-Guericke-Universität

Felder, S.; Schmitt, H. (2000b), Ungleiches vergleichbar machen: OLYMPIA 2000 und der Krankenhausbetriebsvergleich. Magdeburger Wissenschaftsjournal 2, 27-34

Feldstein, M. (1967), Economic Analysis for Health Service Efficiency: Econometric Studies of the British National Health Service (Volume 51 of Contributions to Economic Analysis). Amsterdam: North-Holland Publishing Company

Fetter, R.B.; Brand, D.A.; Gamache, D. (1991), DRGs, Their Design and Development. Ann Arbor: Health Administration Press

Fischer, W. (2000a), Grundzüge von DRG-Systemen. In: Arnold, M.; Klauber, J.; Schellschmidt, H.: Krankenhaus-Report 2000. Stuttgart: Schattauer, Kapitel 2

Fischer, W. (2000b): Diagnosis Related Groups und verwandte Patientenklassifikationssysteme. Wolfertswil: Z/I/M.

Fischer, W. (2001), Das australische AR-DRG-System als Beispiel einer ärztlich-ökonomischen Klassifikation. Im Internet unter der URL: http://www.fischer-zim.ch/artikel/ARDRG-0105-SGMI.htm

Fitzgerald, J.F.; Moore, P.S.; Dittus, R.S. (1988), The Care of Elderly Patients with Hip Fracture. Changes since Implementation of the Prospective Payment System. New England Journal of Medicine 319, 1392-1397

Flocke, F.; Schleert, D.; Wannenwetsch, H. (2002), Fallpauschalengesetz: Einführungsbedingungen für das DRG-System oft einseitig und nicht ungefährlich. Die BKK 6, 233-243

Forgione, D.A.; D'Annunzio, C.M. (1999), The use of DRGs in health care payment systems around the world. Journal of Health Care Finance 26, 66-74

Frick, U.; Barta, W.; Zwisler, R.; Filipp, G. (2001), Auswirkungen der Leistungsorientierten Krankenhausfinanzierung (LKF) auf die Verweildauern und Hospitalisierungen im Land Salzburg seit 1997. Gesundheitsökonomie & Qualitätsmanagement 6, 95-104

Friedl, G.; Ott, R. (2001), Anreizkompatible Gestaltung von Entgeltsystemen für Krankenhäuser. Münchener Betriebswirtschaftliche Beiträge, Working paper 2001-04

Fritze, J. (2001), G-DRG: Das auf Deutschland angepasste AR-DRG-System als vollpauschalierendes Krankenhausentgeltsystem. Gesundheitsökonomie & Qualitätsmanagement 6, 54-58

Fürstenberg, T.; Fiori, W.; Roeder, N. (2003), DRG-Evaluationsprojekt Dermatologie: Abbildungsqualität stationärer dermatologischer Therapien und Anpassungsbedarf des G-DRG-Systems. Münster: Schüling

Gandjour, A.; Günster, C.; Klauber, J.; Lauterbach, K. (2002), Mindestmengen in der stationären Versorgung. In: Arnold, M.; Klauber, J.; Schellschmidt, H.: Krankenhaus-Report 2002. Stuttgart: Schattauer, Kapitel 15

Giammanco, M.D. (1999), The Short-Term Response of Hospitals to the Introduction of the DRG-based Prospective Payment System: Some Evidence from Italy. Giornale degli Economisti e Annali di Economia 58, 27-62

Greene, W.H. (1993), Econometric Analysis, 2. Auflage. New Jersey: Prentice-Hall.

Günster, C.; Klauber, J.; Schellschmidt, H. (1999), Zur Implementierung eines AP-DRG-basierten Entgeltsystems in Deutschland - Regelungsbedarfe und erste empirische Hinweise für die Gewichtskalkulation. In: Arnold, M.; Klauber, J.; Schellschmidt, H.: Krankenhaus-Report 1999, Stuttgart: Schattauer, 245-268

Günster, C. (2000), Ausreißerregelungen in DRG-Systemen. In: Arnold, M.; Klauber, J.; Schellschmidt, H.: Krankenhaus-Report 2000. Stuttgart: Schattauer, Kapitel 11

Günster, C. (2001), Australian Refined Diagnosis Related Groups (AR-DRGs) - Eine Einführung. Stand 01.02.2001. Im Internet unter der URL: http://www.wido.de/Krankenhaus/drg/DRGAdaption/AR-DRG.pdf

Günster, C.; Mansky, T.; Repschläger, U. (2003), Das deutsche DRG-Entgeltsystem. In: Schellschmidt, H.; Robra, B.; Klauber, J.: Krankenhaus-Report 2003. Stuttgart: Schattauer, 43-67

Gujarati, D.N. (1995), Basic Econometrics, 3. Auflage. New York: MacGrawHill.

Haack, J. (2003), Der Dokumentationsassistent macht sich rasch bezahlt und entlastet den Arzt. f&w führen und wirtschaften im Krankenhaus 4, 262-267

Hakansson, S. (2000), Productivity changes after introduction of prospective hospital payments in Sweden. CASEMIX Quarterly 2/2, 47-57

Hamilton, J.D. (1994), Time Series Analysis. New Jersey: Princeton University Press

Hartmann, H. (1999), Bestandsmanagement und -controlling - Optimierungsstrategien mit Beiträgen aus der Praxis. Gernsbach: Deutscher Betriebswirte-Verlag

Heckman, J.; Hotz, J. (1989), Choosing Among Alternative Nonexperimental Methods for Estimating the Impact of Social Programs: The Case of Manpower Training. Journal of the American Statistical Association 84, 862-880

Heitz, O. (2003), 4. Casemix-Konferenz in Frankfurt am Main. Im Internet unter der URL: http://www.drgonline.de/Bericht_4CMK.pdf

Helbing, C.; Latta, V.R. (1990), Hospital outpatient services under Medicare 1987. Health Care Financing Review 11, 47-158

Hensen, P.; Wollert, S.; Bunzemeier, H.; Fürstenberg, T.; Schwarz, T.; Luger, T.; Roeder, N. (2003), Handlungsbedarf durch die DRG-Einführung: Vorbereitung auf den Wettbewerb. das Krankenhaus 5, 381-386

Hjortsberg, C.; Ghatnekar, O. (2001), Health Care Systems in Transition - Sweden. European Observatory on Health Care Systems. Im Internet unter der URL: http://www.who.dk/document/e73430.pdf

Hochstädter, D. (1996), Statistische Methodenlehre - Ein Lehrbuch für Wirtschafts- und Sozialwissenschaftler, 7. Auflage. Frankfurt: Harri Deutsch

Hodgkin, D.; McGuire, T.G. (1994), Payment Levels and Hospital Response to Prospective Payment. Journal of Health Economics 13, 1-29

Hoffmann, E.O. (2000), Fallpauschalen nach dem DRG-System: Ausgangspunkt für eine Strukturreform im Krankenhausbereich oder Quelle vielfältiger Missverständnisse? Arbeit und Sozialpolitik 1-2, 10-19

Hoffmann, E.O. (2002), Wettbewerb und Patientenrechte in der stationären Versorgung unter DRGs. Arbeit und Sozialpolitik 11-12, 32-38

Hosmer, D.W.; Lemeshow, S. (1989), Applied logistic regression. New York: John Wiley & Sons

Hsia, D.C.; Ahern, C.A.; Ritchie, B.P.; Moscoe, L.M.; Krushat, W.M. (1992), Medicare reimbursement accuracy under the prospective payment system, 1985 to 1988. Journal of the American Medical Association 268, 896-899

InEK (2002), Kalkulation der ersten deutschen Bewertungsrelationen für das G-DRG System. Band 1: Projektbericht. Im Internet unter der URL: http://www.gdrg.de/optionsmodell/GDRG_Projektbericht_Band_1.zip

InEK (2003a), Optionskrankenhäuser (fristgerechte Meldung bis zum 31.10.2002), Stand 10.4.03. Im Internet unter der URL: http://www.medinfoweb.de/drg/optionskrankenhaeuser.pdf

InEK (2003b), Referentenentwurf einer "Verordnung zum Fallpauschalensystem für Krankenhäuser für das Jahr 2004" (KFPV 2004). Im Internet unter der URL: http://www.g-drg.de/service/download/hb2003/RefEntwurf_KFPV 2004_VO und Begrundung.pdf

Irek, J. (2003), Wie funktioniert die DRG-Abrechnung aus der Sicht der Kaufmännischen Krankenkasse? Im Internet unter der URL: http://www.healthupdate.de/download/options_katastrophe/irek.pdf

Jaklin, P. (2003), Neues Preissystem treibt Klinikkosten hoch. Financial Times Deutschland, 29.04.2003

Johnston, J.; DiNardo, J. (1997), Econometric Methods, 4. Auflage. New York: McGraw-Hill

Kahn, K.L.; Keeler, E.B.; Sherwood, M.J.; Rogers, W.H.; Draper, D.; Bentow, S.S.; Reinisch, E.J.; Rubenstein, L.V.; Kosecoff, J.; Brook, R.H. (1990a), Comparing Outcomes of Care Before and After Implementation of the DRG-Based Prospective Payment System, Journal of the American Medical Association 264, 1984-1988

Kahn, K.L. Rogers, W.H.; Rubenstein, L.V.; Sherwood, M.J.; Reinisch, E.J; Keeler, E.B.; Draper, D.; Kosecoff, J.; Brook, R.H. (1990b), Measuring Quality of Care With Explicit Process Criteria Before and after Implementation of the DRG-Based Prospective Payment System, Journal of the American Medical Association 264, 1969-1973

Knüppel, D. (2003), Die DRG-Einführung und ihre Folgen - Lehren aus den USA. das Krankenhaus 5, 387-291

Kosecoff, J.; Kahn, K.L.; Rogers, W.H. (1990), Prospective payment system and impairment at discharge. Journal of the American Medical Association 264, 1980-1983

Krämer, W. (1982), Wer leben will, muss zahlen. Die Kostenexplosion im Gesundheitswesen und ihre möglichen Auswirkungen. Düsseldorf: Econ

Krafft, M. (1997), Der Ansatz der logistischen Regression. Zeitschrift für Betriebswirtschaft 67, 626-635

Kreyszig, E. (1991), Statistische Methoden und ihre Anwendungen, 7. Auflage. Göttingen: Vandenhoeck & Rupprecht

Krug, B.; Boettge, M.; Reineke, T. (2003), Qualitätskontrolle der ambulanten bildgebenden Diagnostik in Nordrhein-Westfalen, Teil I. RöFo - Fortschritte auf dem Gebiet der Röntgenstrahlen und der bildgebenden Verfahren 1, 346-360

Lang, S.; Gruhn, P.; Lang, H.; Groß, S. (2002), Diagnosis Related Groups - ein Überblick aus ökonomischer Perspektive, Arbeitspapier des Instituts für Notfallmedizin und Medizinmanagement. München

Larbig, M.; Hennke, M. (2003a), Noch Lücken im Datenbestand. Krankenhaus Umschau 9, 794-798

Larbig, M.; Hennke, M. (2003b), Standbein des G-DRG-Systems stärken. Krankenhaus Umschau 10, 938-941

Lauterbach, K.; Lüngen, M. (2000), DRG-Fallpauschalen: eine Einführung. Anforderungen an die Adaption von Diagnosis Related Groups in Deutschland. Stuttgart: Schattauer

Leber, W.D.; Malzahn, J. (2003), Die neuen Preise im Echtzeitansatz. Gesundheit und Gesellschaft 7-8, 23-27

Lüngen, M.; Lauterbach, K. (2000), Upcoding - eine Gefahr für den Einsatz von Diagnosis - Related Groups (DRG)? Deutsche Medizinische Wochenschrift 125, 852-856

Lüngen, M.; Lauterbach, K. (2003), Qualitätsorientierte Vergütung im Krankenhaus. das Krankenhaus 95, 37-41

Luft, H.S.; Hunt, S.S.; Maerki, S.C. (1987), The volume-outcome relationship: practice-makes-perfect or selective-referral patterns. Health Services Research 22, 157-82

Lundgren, S.; Kindseth, O.; Magnussen, J. (2000), The influence of the new financing reform on hospital Casemix in Norway. CASEMIX Quarterly 2/3, 97-104

Madow, W.G.; Nisselson, H.; Olkin, I. (1983), Incomplete data in sample surveys. Vol. 1: Report and case studies. New York: Academic Press.

Mages, A. (1995), Budgetierung im Krankenhaus: Eine vergleichende Analyse der Wirkungen unterschiedlicher Entgeltverfahren im Krankenhausbereich Frankreichs und Deutschlands. Bayreuth: PCO

Mansky, T. (2000), Grundlagen der fallorientierten Leistungsbewertung im Krankenhausvergleich und im Entgeltsystem: Bewertungsmodule des DRG-Systems am Beispiel der Medicare-Versicherung. In: Sieben/Litsch: Der Krankenhausbetriebsvergleich. Berlin: Springer, 149-192

Mansky, T. (2002), Einführung der DRGs: Was ist zu tun? Sonderbeitrag HELIOS-Kliniken. Im Internet unter der URL: www.helios-kliniken.de/forum/default.htm

Matthes, N.; Wiest, A. (2000), Die Qualität der Krankenhausversorgung - eine messbare Größe? - Eine Übersicht über hospital performance measurement in den USA. In: Arnold, M.; Klauber, J.; Schellschmidt, H.: Krankenhaus-Report 2000. Stuttgart: Schattauer, 333-348

Mayer-Oakes, S.A.; Oye, R.K.; Leake, B.; Brook, R.H. (1988), The early effect of Medicare's prospective payment system on the use of medical intensive care service in three community hospitals. Journal of the American Medical Association 260, 3146-3149

Medicare Payment Advisory Commission (1999), Report to Congress: Medicare Payment Policy. Washington: MedPAC

Medicare Payment Advisory Commission (2002), Report to Congress: Medicare Payment Policy. Washington: MedPAC

Mörsch, M. (2002), Die ökonomischen Funktionen des Wettbewerbs im Gesundheitswesen: Anspruch, Realität und wirtschaftspolitischer Handlungsbedarf. Gesundheitsökonomie & Qualitätsmanagement 7, 155-160

Mohr, F.-W.; Kröger, J. (1995), Wegweiser zur Abrechnung von Fallpauschalen und Sonderentgelten. Kulmbach: Baumann Fachzeitschriftenverlag

Neubauer, G. (1999), Formen der Vergütung von Krankenhäusern und deren Weiterentwicklung. In: Braun, G.: Handbuch Krankenhausmanagement: Bausteine für eine moderne Krankenhausführung. Stuttgart: Schäffer-Poeschel, 19-34

Neubauer, G.; Nowy, R. (2000a), Wege zur Einführung eines leistungsorientierten und pauschalierenden Vergütungssystems für operative und konservative Krankenhausleistungen in Deutschland, Gutachten im Auftrag der DKG. München: Deutsche Krankenhaus Verlagsgesellschaft

Neubauer, G.; Nowy, R. (2000b), Analyse der DRG-Fallkostenkalkulation, der Vergütungsfindung und der Zu- und Abschläge in Australien, Gutachten im Auftrag der DKG. München: Deutsche Krankenhaus Verlagsgesellschaft

Neubauer, G. (2003), Zur ökonomischen Steuerung der Krankenhausversorgung unter DRG-Fallpauschalen. In: Schellschmidt, H.; Robra, B.; Klauber, J.: Krankenhaus-Report 2003. Stuttgart: Schattauer, 101-119

Neubauer, W. (1991), Statistische Methoden - Ausgewählte Kapitel für Wirtschaftswissenschaftler. Frankfurt

Neuffer, A. (1997), Managed Care - Umsetzbarkeit des Konzeptes im deutschen Gesundheitswesen. Bayreuth: PCO

Neusser, K. (2000), Diskrete Entscheidungsmodelle. Im Internet unter der URL: http://www.vwi.unibe.ch/econometrics/mikrooekonometrie/files/binary.pdf

Niedersächsische Krankenhausgesellschaft (2001), Hinweise zur Einführung eines DRG-basierten Entgeltsystems. Im Internet unter der URL: http://www.kgs-online.de/aktuell/drg/allgemein/drg_030901.pdf

Oberender, P. (2001), Grundelemente der Gesundheitsökonomie. Bayreuth: PCO

OECD Health Data 4th edition (2003a), Average Length of Stay. Im Internet unter der URL: http://www.oecd.org/dataoecd/2/14/2957193.xls

OECD Health Data 4th edition (2003b), Acute care beds. Im Internet unter der URL: http://www.oecd.org/dataoecd/2/18/2957178.xls

Offermanns, M. (2002), Optionsmodell 2003 - Bereitschaft der Krankenhäuser zum Umstieg in das neue Vergütungssystem. Im Internet unter der URL: http://www.dkgev.de/1_fin/fin-2002_229_Optionsmodell-2003.htm

o.V. (2000), Krankenhaus-Directory - Vereinbarte Belegungsdaten im Drei-Jahres-Vergleich. In: Arnold, M.; Klauber, J.; Schellschmidt, H.: Krankenhaus-Report 2000. Stuttgart: Schattauer, Kapitel 27

o.V. (2001), Aktuelle Gesundheitspolitik - Wir sind in einer fatalen Situation. Klinik Management Aktuell 12, 1-7

Pareto, V. (1896), La courbe des revenues. Le Monde Economique 1, 99-100

Paulson, E.M. (1999), Health care utilization in the "Stockholm model". Proceedings Manual of the 15th International Working Conference of Patient Classification Systems/Europe in Kopenhagen

Pindyck, R.S.; Rubinfeld, D.L. (1991), Economic models and economic forecasts, 3. Auflage. New York: McGraw-Hill

Pittrow, D.; Böcking, W.; Kirch, W. (2002a), Determinanten des Kassenwechsels in der Gesetzlichen Krankenversicherung: Welche Bedeutung kommt den Strukturfaktoren der Versicherung zu? Gesundheitsökonomie & Qualitätsmanagement 7, 24-30

Pittrow, D.; Krappweis, J.; Kirch, W. (2002b), Arzneimittelanwendung bei Alten- und Pflegeheimen im Vergleich zu Patienten in ambulanter Pflege bzw. ohne Pflegebedarf. Deutsche Medizinische Wochenschrift 127, 1995-2000

RAND (1992), The effects of the DRG-based prospective payment on quality of care for hospitalized Medicare patients: Final report. Santa Monica: Rand

Rau, F.; Schnürer, M. (2000), DRG-Systeme: Wer die Wahl hat, hat die Qual. f&w führen und wirtschaften im krankenhaus 1, 46-50

Rau, F. (2003), Ersatzvornahme für das DRG-Fallpauschalensystem 2004. das Krankenhaus 10, 766-771

Rausch, R. (1991), Korreferat. In: Neubauer, G. und Sieben, G.: Alternative Entgeltverfahren in der Krankenhausversorgung. Gerlingen: Bleicher, 206-212.

Robbers, C.B. (2000), Übertragbarkeit internationaler Bewertungsrelationen zur Vergütung von Krankenhausleistungen. Köln: Eul

Robra, B.; Swart, E.; Felder, S. (2002), Perspektiven des Wettbewerbs im Krankenhaussektor. In: Arnold, M.; Klauber, J.; Schellschmidt, H.: Krankenhaus-Report 2002. Stuttgart: Schattauer, 43-54

Rochell, B.; Roeder, N. (2000), Vergleichende Betrachtung und Auswahl eines Patientenklassifikationssystems auf der Grundlage der Diagnosis Related Groups (I) und (II). das Krankenhaus 4, 261-268 und 5, 349-358

Rodrigues, J.-M. (1991), Fallkosten, Fallmischung und die Bestimmung des Krankenhausentgeltes. In: Neubauer, G. und Sieben, G.: Alternative Entgeltverfahren in der Krankenhausversorgung. Gerlingen: Bleicher, 345-373

Roeder, N.; Rochell, B.; Irps, S.; Schlottmann, N.; Hennke, M.; Schmidt, M. (2000), Abbildung ökonomischer Schweregrade im australischen DRG-System - Basis für die deutsche Adaptation. das Krankenhaus 12, 987-999

Roeder N.; Rochell B. (2001), Im DRG-System schreibt der Arzt mit der Kodierung die Rechnung. f&w führen und wirtschaften im Krankenhaus 2, 162-167

Roeder, N.; Rochell, B.; Bunzemeier, H. (2001), DRG-Start in Deutschland auf Basis australischer Kostengewichte - Top oder Flop. das Krankenhaus 8, 668-672

Roeder, N. (2002), Klinische Behandlungspfade: Erfolgreich durch Standardisierung. Bessere Zusammenarbeit, klare Verantwortlichkeiten, Kostentransparenz und mehr Qualität. f&w führen und wirtschaften im Krankenhaus 5, 462-464

Roeder, N.; Schick, J. (2002), Vorbereitung der deutschen Krankenhäuser auf die G-DRG-Einführung. Ergebnisse einer Umfrage der DRG-Research-Group, Universitätsklinikum Münster. das Krankenhaus 1, 39-44

Roeder N.; Schick J. (2003), Vorbereitung der deutschen Krankenhäuser auf die G-DRG-Einführung. Ergebnisse der 2. Umfrage der DRG-Research-Group. das Krankenhaus 4, 311-318

Rosenberg, M.; Browne, A. (2001), The Impact of the Inpatient Prospective Payment System and Diagnosis Related Groups: A Survey of the Literature. North American Actuarial Journal 4, 84-94.

Rosko, M.R.; Broyles, R.B. (1987), Short-Term Responses of Hospitals to the DRG Prospective Payment System Pricing Mechanism in New Jersey. Medical Care 25, 88-99

Roth, G. (2003), Gesundheitsökonomische Auswirkungen der DRG-Einführung auf die Krankenhauslandschaft. Im Internet unter der URL: http://www.vwl.uni-mannheim.de/wille/

Rüschmann, H. (1988), "Kieler Modell", 2 Jahre diagnosebezogene Fallpauschalen - eine Zwischenbilanz. In: Oberender, P.: Neuorientierung im Gesundheitswesen. Bayreuth: PCO, 119-130

Russel, L.B.; Manning, C.L. (1989), The Effect of Prospective Payment on Medicare Expenditures. New England Journal of Medicine 7, 439-444

Sachverständigenrat zur Begutachtung der gesamtwirtschaftlichen Entwicklung (2000), Chancen auf einen höheren Wachstumspfad. Im Internet unter der URL: http://www.sachverstaendigenrat-wirtschaft.de/gutacht/00_ges.pdf

Sager, M.A.; Leventhal, E.A.; Easterling, D.V. (1987), The impact of Medicare's prospective payment system on Wisconsin nursing homes. Journal of the American Medical Association 257, 1762-1766

Sager, M.A.; Easterling, D.V.; Kindig, D.A.; Anderson, O.W. (1989), Changes in the location of death after passage of Medicare's prospective payment system: A national study. New England Journal of Medicine 320, 433-439

Salfeld, R.; Wettke, J. (2000), Perspektiven zum deutschen Gesundheitswesen. In: Salfeld, R.; Wettke, J.: Die Zukunft des deutschen Gesundheitswesens. Berlin: Springer, 1-6

Schellschmidt, H. (2000), Australische DRGs, Lernen vom fünften Kontinent. Gesundheit und Gesellschaft 11, 41

Schellschmidt, H.; Robra, B.; Klauber, J. (2003), Editorial. In: Schellschmidt, H.; Robra, B.; Klauber, J.: Krankenhaus-Report 2003. Stuttgart: Schattauer, XVII-XIV

Schilz, P.; Schmidt, M. (2002), Das Optionsmodell 2003. das Krankenhaus, Redaktionsbeilage/Optionsmodell 10, 4-8

Schlingensiepen, I. (2003), Erste Abrechnungsdaten nach DRG schüren Misstrauen der Kassen - werden Klinik-Budgets nachverhandelt? Ärzte Zeitung, 02.05.2003

Schmidt, C.; Gabbert, T.; Engler, F.; Möller, J. (2003), Krankenhausmarkt im Umbruch - Welche Kliniken profitieren von der aktuellen Situation? Gesundheitsökonomie & Qualitätsmanagement 8, 294-299

Schmitt, H.; Felder, S. (2000), Keine Angst vor Äpfeln und Birnen! Effizienzfrontanalyse im Krankenhausvergleich. Gesundheitsökonomie & Qualitätsmanagement 6, 10-17

Schneeweiss, S.; Sangha, O. (2001), Leistungsvergleiche in der Medizin - Bedarf, Anforderungen und Wege zur Akzeptanz. Deutsche Medizinische Wochenschrift 126, 918-924

Schölkopf, M. (2002), Das Fallpauschalengesetz: Entscheidungsverlauf und zentrale Inhalte. das Krankenhaus 4, 276-279

Sell, S. (2000), Einführung eines durchgängig (fall)pauschalierenden Vergütungssystems für Krankenhausleistungen auf DRG-Basis, Eine Literaturübersicht. Sozialer Fortschritt 49, 103-115

Shwartz, M.; Iezzoni, L.I.; Moskowitz, M.A.; Ash, A.S.; Sawitz, E. (1996), The importance of comorbidities in explaining differences in patient costs. Medical Care 34, 767-782

Simon, M. (2001), Die Ökonomisierung des Krankenhauses. Berlin: Veröffentlichungsreihe der Arbeitsgruppe Public Health, Wissenschaftszentrum Berlin für Sozialforschung, P01-205, 1-98

Sloan, F.A. (1991), Erfahrungen mit dem diagnosespezifischen Entgelt von Krankenhausleistungen in den USA: Das DRG-Experiment. In: Neubauer, G. und Sieben, G.: Alternative Entgeltverfahren in der Krankenhausversorgung. Gerlingen: Bleicher, 177-205

Soswinski, P. (1998), Ein Jahr 15a-Vereinbarung Burgenland. Österreichische Krankenhauszeitung 15, 12-15

Statistisches Bundesamt (2002a), Weniger Krankenhausbetten in Deutschland. Pressmitteilung vom 18. November 2002. Im Internet unter der URL: http://www.destatis.de/presse/deutsch/pm2002/p4000094.htm

Statistisches Bundesamt (2002b), Gesundheitszustand und Behandlungsanlässe - Häufigste Diagnosen von Krankenhauspatienten Im Internet unter der URL: http://www.destatis.de/basis/d/gesu/gesutab11.htm

Statistisches Bundesamt (2003), Grunddaten der Krankenhäuser und Vorsorge- oder Rehabilitationseinrichtungen. Fachserie 12, Reihe 6.1. Wiesbaden (verschiedene Jahrgänge)

Stillfried, D. (2000), Leistungsvergütung in der integrierten Versorgung als Sonderfall des Grundsatzes „Geld folgt Leistung“. In: Arnold, M.; Klauber, J.; Schellschmidt, H.: Krankenhaus-Report 2000. Stuttgart: Schattauer, 295-315

Strehl, R. (2002), Privatisierungswelle in deutschen Krankenhäusern? In: Arnold, M.; Klauber, J.; Schellschmidt, H.: Krankenhaus-Report 2002. Stuttgart: Schattauer, 113-129

Techniker Krankenkasse (2003a), Fallzahlen in der Klinik steigen - liegt das an DRGs? Ärzte Zeitung, 10.09.2003

Techniker Krankenkasse (2003b), In DRG-Kliniken sinkt Verweildauer. Ärzte Zeitung, 01.10.2003

Thier, U. (2003), Zusätzliche Optionen für Krankenhäuser - keine Bedarfszulassung mehr für die stationäre Rehabilitation. das Krankenhaus 5, 378-380

Universitätsklinikum Münster (2003), Evaluationsprojekt ICD-10/DRG-Abgleich. Im Internet unter der URL: http://www.medinfoweb.de/doc/icd_mdc_drg.zip

Urban, D. (1993), Logit-Analyse. Statistische Verfahren zur Analyse von Modellen mit qualitativen Response-Variablen. Stuttgart: Fischer

Wasem, J.; Vincenti, A. (2000), Strukturbezogene Zuschlagselemente in einem kompletten Fallpauschalensystem. In: Arnold, M.; Klauber, J.; Schellschmidt, H.: Krankenhaus-Report 2000. Stuttgart: Schattauer, Kapitel 10

Weber, J. (1999), Einführung in das Controlling, 8. Auflage. Stuttgart: Schäffer Poeschel

Weinstein, M.C.; Fineberg, H.V.; Elstein, A.S.; Frazier, H.S.; Neuhauser, D.; Neutra, R.R.; McNeil, B.J. (1980), Clinical Decision Analysis. Philadelphia: W.B. Saunders

Wertheimer, A.; Rastogi, A. (2002), Development and Experience with Diagnosis Related Groups (DRGs) in the USA. Gesundheitsökonomie & Qualitätsmanagement 7, 289-291

WHO (1948), Preamble to the Constitution of the World Health Organization as adopted by the International Health Conference, New York, 19-22 June, 1946 (Official Records of the World Health Organization, no. 2, p. 100) and entered into force on 7 April 1948.

Wittmann, D. (2003), Fallpauschalen ein Fall für die Gesundheitspolitik? Nürnberger Zeitung, 20.05.2003

Wöhe, G. (2000), Einführung in die allgemeine Betriebswirtschaftslehre, 20. Auflage. München: Vahlen

Wöhrmann, S. (2003), Wundersame Vermehrung. FOCUS, 29, 11

9 ANHANG

9.1 Numerisches Beispiel zur DRG-Abrechnung

In diesem Beispiel, das in Tabelle 16 zusammengefasst wird, ist die vereinfachende Annahme getroffen, dass das Leistungsspektrum einer Klinik oder Fachabteilung vier DRGs (w,x,y,z) umfasst, denen fiktive Werte hinsichtlich der Relativgewichte und Fallzahlen zugewiesen werden. Der Basisfallpreis wird auf den Wert von 3.000 € festgelegt. In den Gleichungen 1a und 1b wird ersichtlich, wie der relative Ressourcenverbrauch zwischen zwei DRGs ermittelt wird. Durch einfache Division der beiden Relativgewichte lässt sich die Relation zwischen dem ökonomischen Aufwand zweier DRGs herleiten, der in diesem Beispiel bei einem Faktor von fünf läge. Dies bedeutet, dass die DRG y im Durchschnitt einen um 400% höheren Ressourcenverbrauch als die DRG w nach sich zieht. Zur Berechnung des Erlöses einer Behandlung reicht es aus, das Relativgewicht einer DRG mit dem Basisfallpreis zu multiplizieren, der in diesem System als Bezugsgröße fungiert und gleichzeitig die nationalen Durchschnittsfallkosten abbildet. Der Erlös der DRG z mit einem Relativgewicht von 3,00 und dem Basisfallpreis von 3.000 € würde hier bei 9.000 € liegen (siehe Gleichungen 2a und 2b). Beim Versuch, den Fallmix in einem weiteren Schritt abzubilden (s. Gleichung 3a), werden alle Produkte der betrachteten Relativgewichte und Fallzahlen aufsummiert, um einen Parameter für die absolute Leistungserbringung zu erhalten. In diesem Beispiel werden in Gleichung 3b die vier Relativgewichte mit den korrespondierenden Fallzahlen multipliziert und anschließend aufsummiert, so dass sich für den Fallmix ein Wert von 337,5 ergibt. Ein Krankenhaus, das mit seinen Behandlungen genau den nationalen Durchschnitt abbilden würde, käme auf einen Fallmix-Wert von 225, was ein durchschnittliches Relativgewicht von 1,00 pro Fall zur Voraussetzung hätte. Der Fallmix als solcher liefert keine Aussagefähigkeit über die Komplexität und den damit verbundenen Aufwand des Behandlungsportfolios.

Diese relative Bewertung kommt erst durch Division des Fallmix-Wertes durch die Summe aller Fallzahlen zustande (s. Gleichung 4a), wodurch der Fallmix-Index errechnet wird. Dieser Parameter spiegelt die Leistungsintensität des betrachteten Krankenhauses oder der Fachabteilung wider. In Gleichung 4b ergibt sich ein Wert von 1,50, der so zu interpretieren ist, dass das Krankenhaus oder die Fachabteilung im Vergleich zum nationalen Durchschnitt einen um 50% höheren Ressourceneinsatz aufbringen muss. Dieser höhere ökonomische Aufwand wird schlussendlich in der Budgetierung berücksichtigt. Durch Multiplikation des Fallmixes mit dem Basisfallpreis in 5a errechnet sich das DRG-Budget. In diesem speziellen Fall würde - wie in 5b skizziert - durch den Fallmix von 337,5 und einen Basisfallpreis von 3.000 € ein Budget von 1.012.500 € erlöst, während dem Krankenhaus mit durchschnittlicher Fallschwere von 225 lediglich 675.000 € zustünden.

Annahmen numerisches Beispiel:

$\text{Basisfallpreis} = 3.000€,\ \text{Relativgewichte}_{w,x,y,z} = 0{,}50; 1{,}00; 2{,}50; 3{,}00,$

$\text{Fallzahlen}_{w,x,y,z} = 100, 25, 75, 25$

$$(1a)\ \frac{\text{Relativgewicht der DRG y}}{\text{Relativgewicht der DRG w}} = \frac{\text{Ökonomischer Aufwand der DRG y}}{\text{Ökonomischer Aufwand der DRG w}}$$

$$(1b)\ \frac{2{,}50}{0{,}50} = 5{,}00 \Rightarrow \text{Ökonomischer Aufwand der DRG y um 400\% höher als der von DRG w}$$

$$(2a)\ \text{Basisfallpreis} \times \text{Relativgewicht}_z = \text{Erlös}_z$$

$$(2b)\ 3.000€ \times 3{,}00 = 9.000€ \Rightarrow \text{Der Erlös der DRG z läge bei } 9.000€$$

$$(3a)\ \sum_{i=1}^{n} \text{Relativgewicht}_i \times \text{Fallanzahl}_i = \text{Falllmix (Casemix)}$$

$$(3b)\ 0{,}50 \times 100 + 1{,}00 \times 25 + 2{,}50 \times 75 + 3{,}00 \times 25 = 337{,}5$$

⇒ Beispielhafter Fallmix besteht aus 4 DRGs mit den Relativgewichten 0,50; 1,00; 2,50 und 3,00 sowie den respektiven Fallanzahlen 100, 25, 75 und 25

$$(4a)\ \frac{\text{Fallmix}}{\sum_{i=1}^{n} \text{Fallanzahl}_i} = \text{Fallmix} - \text{Index}$$

$$(4b)\ \frac{337{,}5}{100 + 25 + 75 + 25} = \frac{337{,}5}{225} = 1{,}50$$

⇒ Fälle des Krankenhauses/ Fachabteilung um 50% aufwändiger als der Durchschnittsfall

$$(5a)\ \text{Fallmix} - \text{Index} \times \sum_{i=1}^{n} \text{Fallanzahl}_i \times \text{Basisfallpreis} = \text{Fallmix} \times \text{Basisfallpreis} = \text{DRG} - \text{Budget}$$

$$(5b)\ 1{,}50 \times 225 \times 3.000€ = 337{,}5 \times 3.000€ = 1.012.500€$$

⇒ Krankenhaus/ Fachabteilung würde mit diesem Fallmix und Basisfallpreis ein Budget von 1.012.500€ erlösen

Tabelle 16: Grundlegende Konzepte und Fallbeispiel der DRG-Abrechnung

10 ABKÜRZUNGSVERZEICHNIS

ACF	Autokorrelationsfunktion
ADF	Augmented Dickey Fuller-Test
AIC	Akaike Information Criterion
AM	Arithmetisches Mittel
Aufl.	Auflage
AN-DRG	Australian Diagnosis Related Group
AO	Abgabenordnung
AP-DRG	All Patient Diagnosis Related Group
APR-DRG	All Patient Refined Diagnosis Related Group
AR	Autoregressiver Prozess
ARMA	Autoregressive Moving Average-Modelle
AR-DRG	Australian Refined Diagnosis Related Group
BMG	Bundesministerium für Gesundheit
BRD	Bundesrepublik Deutschland
bspw.	Beispielsweise
BPflV	Bundespflegesatzverordnung
BW	Baden-Württemberg
ca.	circa
CC	Comorbidity and/or Complication (Komorbiditäts- und/oder Komplikation)
CCL	Clinical Complexity Level (Komorbiditäts- und/oder Komplikationsniveau)
CMI	Casemix-Index
DAK	Deutsche Angestellten Krankenkasse
DGfM	Deutsche Gesellschaft für Medizincontrolling
d. h.	das heißt
DKG	Deutsche Krankenhausgesellschaft
DM	Deutsche Mark
DMP	Disease-Management-Programm
DRG	Diagnosis Related Group
DRGs	Diagnosis Related Groups
EBM	Evidenzbasierte Medizin

etc.	etcetera
EUR	Euro
f	folgende
ff	fortfolgende
FP/SE	Fallpauschalen und Sonderentgelte
freiw.	freiwillig
G-DRG	German Diagnosis Related Group
geb.	geborene
GG	Grundgesamtheit
ggf.	gegebenenfalls
GKV	Gesetzliche Krankenversicherung
GM	Geometrisches Mittel
GR-DRG	German Refined Diagnosis Related Group
HCFA	Health Care Financing Administration
HNO	Hals, Nasen- und Ohrenheilkunde
ICD	International Statistical Classification of Diseases and Related Health Problems
IAP-DRG	International All Patient Diagnosis Related Group
i.H.v.	in Höhe von
IKK	Innungskrankenkasse
InEK	Institut für das Entgeltsystem im Krankenhaus
insbes.	insbesondere
insges.	insgesamt
IT	Informationstechnologie
KH	Krankenhaus/Krankenhäuser
KHG	Krankenhausfinanzierungsgesetz
KK	Krankenkasse/Krankenkassen
LA	Leistungsausgaben
LKA	Leistungs- und Kalkulationsaufstellung
LKF	Leistungsorientierten Krankenhausfinanzierung
ML	Maximum Likelihood
MDC	Major Disease Category
Mio.	Millionen

Mitgl.	Mitglieder
o. a.	oben angeführt
o. g.	obengenannt
OKH	Optionskrankenhäuser
OPS 301	Operationenschlüssel nach § 301 SGB V
PACF	Partialautokorrelationsfunktion
PCCL	Patient Clinical and Comorbidity Level
PKKS	Patientenbezogene klinische Komplexitätsstufe
PKV	Private Krankenversicherung
PP	Philipps Perron-Test
PPS	Prospective Payment System
RSA	Risikostrukturausgleich
S.	Seite
s.	siehe
SBC	Schwarz Bayesian Criterion
SGB	Sozialgesetzbuch
SVR	Sachverständigenrat zur Begutachtung der gesamtwirtschaftlichen Entwicklung
TK	Techniker Krankenkasse
u. a.	und andere / unter anderem
u.ä.	und ähnliches
u.U.	unter Umständen
vgl.	vergleiche
vs.	Versus
WHO	World Health Organization
z. B.	zum Beispiel

11 ABBILDUNGSVERZEICHNIS

12 TABELLENVERZEICHNIS